A. Cuschieri · G. Berci · G. Klose

Minimalinvasive Chirurgie der Gallenblase

Alfred Cuschieri
George Berci · Georg Klose

Minimal-invasive Chirurgie der Gallenblase

**Mit 105 Abbildungen, zum Teil farbig
und 4 Tabellen**

Blackwell Wissenschaft · Berlin 1991

Aus dem Englischen übertragen: G.-F. Klose

Titel der Originalausgabe: *Laparoscopic Biliary Surgery*
erschienen bei: Blackwell Scientific Publications, Oxford 1990

ISBN 3-89412-093-2

Die Deutsche Bibliothek – CIP-Einheitsaufnahme

Minimalinvasive Chirurgie der Gallenblase / Alfred Cuschieri ;
George Berci ; Georg Klose. [Aus dem Engl. übertr.: G.-F. Klose]. –
Berlin : Blackwell Wiss., 1991
Einheitssacht.: Laparoscopic biliary surgery <dt.>
ISBN 3-89412-093-2
NE: Cuschieri, Alfred; Berci, George; Klose, Georg; EST

Umschlaggestaltung: R. Hübler, Berlin
Herstellung: Goldener Schnitt · Rainer Kusche, 7573 Sinzheim
Druck: F.W. Wesel, 7570 Baden-Baden
Buchb. Verarbeitung: Schäffer, 6718 Grünstadt 1

Vorwort zur Deutschen Ausgabe

Nachdem die diagnostische Laparoskopie von Kalk 1929 etabliert wurde, zeigte sich im gynäkologischen Bereich bald, daß auch chirurgische Maßnahmen möglich sind. Entscheidende Impulse verdankt die operative Laparoskopie den Gynäkologen Frangenheim und Semm. 1980 führte Semm erstmalig eine Appendektomie in klassischer Weise laparoskopisch durch. 1987 wurde von Götz die laparoskopische Appendektomie als routinemäßiger Eingriff auch für die akuten Fälle eingeführt. Als weitere chirurgische Indikation zur laparoskopischen Vorgehensweise bot sich die chirurgische Behandlung der Gallenblase an.

Unsere eigenen Erfahrungen mit der laparoskopischen Cholezystektomie im Rahmen einer minimalinvasiven chirurgischen Vorgehensweise seit Juni 1989 decken sich weitgehend mit den Erfahrungen aus Frankreich, den USA und Schottland. Im deutschsprachigen Raum findet die laparoskopische Chirurgie hohes Interesse, das seinen Ausdruck in zahlreichen Symposien und Workshops findet.

Die vorliegende Ausgabe der minimalinvasiven Chirurgie der Gallenblase stellt eine theoretisch fundierte, komplette Übersicht über die minimalinvasive Therapie des Gallensteinleidens dar, wobei die laparoskopische Cholezystektomie ausführlich zur Darstellung kommt. Das Werk wurde um ein spezielles Kapitel über die Indikation und Kontraindikation der minimalinvasiven Chirurgie der Gallenblase und um eine Darstellung besonderer anästhesiologischer Aspekte erweitert.

Volkach, Februar 1991

G. Klose

Inhaltsverzeichnis

Verzeichnis der Autoren

Alfred Cuschieri, MD, ChM, FRCSEd, FRCSEng, FIBiol
Professor and Head of Department of Surgery, Ninewells Hospital and Medical School, University of Dundee, Dundee DDI 9SY, Scotland

George Berci, MD, FACS
Associate Director of Surgery, Department of Surgery, Cedars-Sinai Medical Center, Los Angeles, California; Clinical Professor of Surgery, UCLA School of Medicine, Los Angeles, California

Georg Klose, Dr. med.
Chefarzt der Chirurgischen Abteilung Kreiskrankenhaus Volkach, Schaubmühlstraße 2, W-8712 Volkach

Mit Beiträgen von:

Margaret Paz-Partlow, MA, MFA
Clinical Project Associate, Department of Surgery, Division of Surgical Endoscopy, Cedars-Sinai Medical Center, Los Angeles, California

L. K. Nathanson, FRACS
Department of Surgery, Ninewells Hospital and Medical School, University of Dundee, Dundee DDI 9SY, Scotland

Jonathan Sackier, MD, FRCS
Associate Director Division of Surgical Endoscopy, Department of Surgery, Cedars-Sinai Medical Center, Los Angeles, California

Rudolf Wirsing, Dr. med.,
Leitender Arzt der Abteilung für Anästhesie, Kreiskrankenhaus Volkach, Schaubmühlstraße 2, W-8712 Volkach

Unter Mitarbeit von:

Michael Achatz
Alfred Buchner
Michael Rüttinger
Dorothea Stöber
Martin Voll

Einführung

Es ist nunmehr über 100 Jahre her, als Langenbuch erstmalig eine Cholezystektomie durchführte. Diese Operation stellt die Standardmethode zur Behandlung des symptomatischen Gallenblasensteinleidens dar, da die alleinige Entfernung der Gallensteine bei der Mehrzahl der Patienten zu Rezidivgallenblasensteinen mit entsprechenden Beschwerden führt. Es besteht jedoch kein Grund zur Selbstgefälligkeit, da die Mortalität des Gallensteinleidens nicht rückläufig ist, obwohl in den westlichen Ländern in den letzten drei Jahrzehnten die Anzahl der Cholezystektomien gewaltig angestiegen ist. Auch ist bemerkenswert, daß ein erheblicher Teil der Patienten nach Cholezystektomie über chronische Beschwerdesymptomatik klagt. Bei einigen dieser Patienten finden sich Residual- oder Rezidiv-Gallensteine, aber die Mehrheit zeigt eine unauffällige röntgenologische Darstellung der Gallenwege. Die Klagen mögen unter anderem einer nur schwer zu verstehenden und auch zu deutenden Sphinkterfehlfunktion, einer geänderten Physiologie des biliodigestiven Systems oder narbenbedingten Problemen zuzuordnen sein.

Nicht-chirurgische Behandlungsmöglichkeiten

Obwohl die extrakorporale Stoßwellen-Lithotripsie (ESWL) bei der Behandlung des Nierensteinleidens einen zweifelsfreien Fortschritt darstellte, konnten die Erwartungen der ersten Berichte über den Wert bei der Behandlung des Gallensteinleidens nicht erfüllt werden, nachdem heute bekannt ist, daß die ESWL nur bei 15–20% der Patienten mit Gallensteinleiden anwendbar ist. Weiterhin ist bei Patienten mit erfolgter Lithotripsie und Steinfragmentation die Rate für Rezidivsteine hoch, im Durchschnitt 10% pro Jahr mit einem Plateau von 50% bei fünf Jahren, trotz oraler Dauermedikation mit Chenodesoxycholsäure, bzw. Urodesoxycholsäure. Aus diesen Gründen erscheint die Investition zur Anschaffung eines Lithotriptors zur Behandlung von Gallensteinen nicht gerechtfertigt.

Die perkutane Steinextraktion (Cholezystolithotomie) mit oder ohne Fragmentation (Lithotripsie) oder Chemolitholyse mit Methyl-Tertiär-Buthyl-Ether (MTBE) wurde und wird als Alternative zur ESWL bei Patienten mit chronischer Symptomatik eingesetzt, insbesondere bei Patienten mit großer Steinmasse und verkalkten Konkrementen. Obwohl eine Erfolgsrate von 80%

besteht, sind diese Maßnahmen nicht definitiver Natur – wie bei der ESWL sind diese Maßnahmen von einer hohen Rezidivrate gekennzeichnet, trotz einer medikamentösen Dauerprophylaxe mit Gallensäuren.

Perkutane Cholezystostomie

Die offene Cholezystektomie ist die Methode der Wahl für Patienten mit akuter Gallenkolik und Cholezystitis oder bei einer gallensteinassoziierten akuten Pankreatitis. Die sichere Vorgehensweise für gesunde Erwachsene steht außer Zweifel. Bei älteren Patienten mit vorbestehender kardiopulmonaler Insuffizienz und Leberzirrhose besteht bei der Cholezystektomie eine erhöhte Mortalität, wobei das Risiko bei der Notfallcholezystektomie besonders hoch ist. Für diese Risikogruppen stellt die perkutane Drainage (Cholezystostomie) der akut entzündeten Gallenblase oder des Empyems eine Möglichkeit von erwiesenem Nutzen dar, die den Hoch-Risiko-Patienten über die kritische Phase bringt.

Entwicklung der minimalinvasiven Chirurgie über das Laparoskop

Die minimalinvasive Chirurgie ist entwickelt worden, um das Trauma durch den Zugang bei der offenen Abdominalchirurgie zu mindern. Die Vorteile sind der seltenere postoperative Ileus, die geringeren postoperativen Beschwerden und eine beschleunigte Erholungsphase mit früherem Wiedereintritt in die volle Lebensaktivität. Auch alle Wundkomplikationen sind eigentlich beseitigt, seien es Früh- oder Spätkomplikationen. Im Verhältnis zur herkömmlich durchgeführten Operation bedeutet eine laparoskopische Cholezystektomie ebenfalls geringere Kosten für das Gesundheitswesen. Die Anwendung eines solchen Vorgehens hängt jedoch von der Sicherheit der Verfahrensweise ab und von seiner generellen Durchführbarkeit bei Patienten mit symptomatischem Gallensteinleiden, die dieser Behandlung bedürfen.

Während der letzten Dekade haben sich einige Zentren intensiv mit diesem Problem befaßt. Es sind zwei Verfahrensweisen, die verfolgt werden: Die chemische Ablation des Gallenblasenlumens und die chirurgische Entfernung.

Chemische Ablation der Gallenblase

Die chemische Sklerose der Gallenblase nach Entfernen der Steine ist verlockend. Experimentell wurden mehrere Sklerosierungslösungen bei Klein- und Großtieren getestet. Es gibt mit dieser Methode Probleme, die erst beherrscht werden müssen, ehe sie klinisch eingesetzt werden kann. Die wichtigsten sind folgende:

1. Es muß ein sicheres Sklerosierungsmittel zur Verfügung stehen mit einer hohen LD 50, so daß toxische Wirkungen nach Absorption in die Blutbahn minimal sind.
2. Es muß eine sichere und zuverlässige Methode zur temporären Okklusion des ductus cysticus vorliegen.
3. Es muß eine vollständige Destruktion der Gallenblasenmucosa erreicht werden ohne Regenerationstendenzen.

   Zur Zeit existiert keine Technik zur chemischen Ablation, die diesen Kriterien genügt. Die Regeneration der Gallenblasenmucosa, ausgehend vom ductus cysticus, wird der wohl schwierigste Aspekt sein, den es zu lösen gilt. Es existieren auch Befürchtungen bezüglich des Risikos einer malignen Entartung duch die Fibrose der Gallenblase nach Induktion durch ein Sklerosierungsmittel als Spätfolge. Zum jetzigen Zeitpunkt befindet sich die chemische Cholezystektomie im Experimentierstadium.

Laparoskopische chirurgische Cholezystektomie

Unter diesen Gesichtspunkten ist es verständlich, daß einige Gruppen die andere Methode verfolgen – die chirurgische Entfernung der Gallenblase über das Laparoskop. Die erste laparoskopische Cholezystektomie am Menschen wurde durch Mouret in Lyon, Frankreich, 1987 durchgeführt. Innerhalb der nächsten zwölf Monate wurde die Methode von Dubois in Paris, Perrisat in Bordeaux, Reddick und Olsen in Nashville, Cuschieri und Nathanson in Dundee und Berci, Phillips und Sackier et al. in Los Angeles übernommen. Weltweit sind inzwischen mehrere tausend Patienten durch die laparoskopische Cholezystektomie behandelt worden, und die ersten Erfahrungswerte zeigen, daß diese Operation sicher ist, wenn sie vom Erfahrenen durchgeführt wird. Sie kann bei 80–90% der Patienten mit symptomatischen Gallensteinleiden durchgeführt werden. Sie hat signifikante Vorteile der schnellen Erholung und dem Fehlen von Wundkomplikationen. Der Gesamtvorteil der Methode gegenüber der Standardcholezystektomie kann jedoch nur durch prospektive Studien erhärtet werden.

Diese Monographie beschäftigt sich mit der Technik der minimalinvasiven Chirurgie der Gallenblase (Cholezystostomie und Cholezystektomie) wie sie im Ninewells Hospital in Dundee, Schottland, und Cedars-Sinai-Hospital, USA, praktiziert wird.

Die Technik gründet auf einem tierexperimentellen Programm am Schwein, das weiter fortgeführt wird mit dem Ziel, die laparoskopische Chirurgie weiterzuentwickeln, um spezifische chirurgische Unzulänglichkeiten dieser Methode zu beseitigen.

Volkach, Februar 1991

G. Klose

Kapitel 1

Training und Ausbildung in laparoskopischer Chirurgie

Die chirurgische Ausbildung in den USA beinhaltet im allgemeinen ein gut strukturiertes Fünf-Jahres-Programm. Während dieser Zeit erlernt der Assistenzarzt die Prinzipien der Vorgehensweisen und wächst langsam vom Beobachter zum Assistenten und Chirurgen heran. In England kann eine solche Ausbildung 12–15 Jahre dauern, da die Ausbildung nicht so gut strukturiert ist.

Die Fähigkeit, eine offene Cholezystektomie sicher und kompetent durchzuführen, ist ein wichtiger Meilenstein für den jungen Chirurgen, da dieses Verfahren eine exakte Übung der chirurgischen Anatomie und Technik darstellt.

Es gibt einige Chirurgen in den USA, die ihr Diplom aufgrund einer abgeschlossenen Endoskopieausbildung oder nach nur flüchtigem Kennenlernen der diagnostischen Laparoskopie erlangt haben. Es ist daher schwierig, sich vorzustellen, wie solche Kollegen in diesem Land zurechtkommen, wenn sie bei so ungenügendem Hintergrund die laparoskopische Cholezystektomie in ihr therapeutisches Konzept mit übernehmen. In Europa ist die Situation dadurch anders, daß die *Endoskopie* durch Allgemeinchirurgen in weiten Teilen noch praktiziert wird und einen integralen Bestandteil der chirurgischen Ausbildung darstellt. Die *Laparoskopie* wurde dennoch bis vor kurzem nur von wenigen chirurgischen Abteilungen in Europa praktiziert. Selbst Chirurgen, die mit der offenen Gallenchirurgie vertraut sind, werden überrascht sein über die Darstellung von Strukturen auf dem Bildschirm. Ärzte, die mit der Laparoskopie nicht vertraut sind, haben Schwierigkeiten, das zweidimensionale Bild auf dem Monitor geistig in das dreidimensionale Bild des Abdominalraumes zu übersetzen. Daher wird ein Trainingssystem für ausgebildete Chirurgen gefordert, das diese Fertigkeiten vermittelt, wobei die knapp bemessene Zeit der vielbeschäftigten Ärzte berücksichtigt werden sollte.

Forderungen an eine sichere laparoskopische Chirurgie

Es gibt fünf elementare Forderungen für eine sichere laparoskopische Chirurgie:

1. Der Anwender muß ein gut ausgebildeter Allgemeinchirurg mit Gebietsarztanerkennung sein.
2. Er muß praktische Erfahrung in der diagnostischen Laparoskopie haben.
3. Man muß die grundlegenden Techniken des Operierens aus der Distanz beherrschen, sowohl unter monokularer Betrachtung durch das Teleskop, als

auch mittels Darstellung des Operationsfeldes auf dem Monitor. Dieser Schritt wird am Trainingsmodell erlernt.

4. Man sollte die Verfahrensweisen an einem geeigneten Tier praktizieren, da die Manipulation in vivo deutlich schwieriger ist auf Grund von Atembewegung und Sickerblutungen während der Dissektion.
5. Man sollte klinische laparoskopische Verfahrensweisen in Zentren, in denen diese Operationen etabliert sind, in Form einer Hospitation beobachten oder, noch besser, als Assistent praktizieren.

Training von qualifizierten Chirurgen

Es ist eine Grundvoraussetzung, daß laparoskopische Operationen einschließlich der Cholezystektomie nur von vollausgebildeten Abdominalchirurgen mit Gebietsarztanerkennung durchgeführt werden. Der Grund für diese Forderung ist, daß die laparoskopische Operation immer sowohl von Seiten des Patienten als auch vom angehenden Arzt in erster Linie als ein Versuch zur Inspektion bzw. Präparation betrachtet werden muß. Falls das Vorgehen technisch nicht durchführbar erscheint oder Komplikationen während des Operationsverlaufs auftreten, die nicht mit notwendiger Sicherheit laparoskopisch gelöst werden können, muß die Operation als konventionelle Laparotomie fortgeführt werden. Nur ein ausgebildeter Chirurg ist in der Lage, diese Situation zu meistern.

Ausbildung in diagnostischer Laparoskopie

Es besteht kein Zweifel, daß diese wertvolle Technik nur von einer „kleinen Handvoll" von Chirurgen praktiziert wird. In der Mehrheit der chirurgischen Ausbildungsprogramme des Westens ist diese Verfahrensweise nicht enthalten. Neben seinen vielen Vorteilen gibt die Laparoskopie wertvolle Informationen bei diagnostischen Schwierigkeiten: Abdominelle Geschwülste unklarer Herkunft, Fieber unklarer Genese, Aszites etc. Sie ist eine wertvolle Untersuchung für die Diagnose von chronischen und akuten Unterbauchschmerzen und sie trägt zur Klärung des stumpfen Bauchtraumas im Hinblick auf eine eventuelle operative Intervention bei. Die Laparoskopie ist sehr wertvoll für das Staging von bestimmten intraabdominellen Malignomen. Sie trägt nicht nur durch die histologische Absicherung zur Diagnosestellung bei, sondern erspart häufig diesen unglücklichen Patienten durch exakte Festlegung der genauen Ausdehnung der Erkrankung unnötige Laparotomien bei inoperabler Erkrankung. Die Laparoskopie war in der Vergangenheit nicht sehr gefragt. Sie sollte jetzt aber als elementarer Bestandteil in das Ausbildungsprogramm für Allgemeinchirurgen eingeführt werden.

Soweit ausgebildete Allgemeinchirurgen beabsichtigen, laparoskopisch-chirurgisch zu arbeiten, sollten sie regelmäßig an laparoskopisch-diagnostischen Eingriffen teilnehmen, die entweder von Chirurgen oder Gynäkologen vorgenommen werden.

Diese Eingriffe sicher durchführen zu lernen, ist für einen erfahrenen Chirurgen leicht. Der Chirurg sollte dann eine Anzahl diagnostischer Eingriffe selbst vornehmen, vorzugshalber im Beisein eines in der Laparoskopie Erfahrenen. Als geeignete Patienten sind junge Frauen mit unklaren rechtsseitigen Unterbauchschmerzen anzusehen. Laparoskopien sind auch zum Staging bei Magen-, Pankreas- oder Koloncarcinom oder bei Abklärung des stumpfen Bauchtraumas hilfreich.

Durch eine solche Einführung in die Laparoskopie wird man mit der Hand-Auge-Koordination und Tiefenwahrnehmung vertraut gemacht, insbesondere wenn man bei den diagnostischen Fällen einen zweiten Trokar einführt, z.B. um eine stumpfe Palpationsprobe vorzunehmen oder verschiedene Organe beiseitezuschieben. Es ist extrem frustrierend, wenn man ziellose Bewegungen sieht und sich das Instrument gegenläufig zur beabsichtigten Richtung bewegt. Die Erbitterung steigt, wenn die Sonde das Zielorgan fast berührt aber dieses dann doch verfehlt. Ein weiteres Problem, mit dem man fertig werden muß, ist, nicht mit dem Instrument über das Ziel hinauszuschießen, da hierdurch solide Organe wie die Leber verletzt werden können. Bei Abschluß der Vorbereitung sollte der Chirurg selbständig in der Lage sein, sicher intraperitoneal zu insufflieren und die intraabdominellen Organe laparoskopisch zu beurteilen. Er muß den Gebrauch einer Palpationssonde beherrschen, die über einen Arbeitstrokar eingeführt wird, ehe er sicher in der Lage ist, laparoskopische Chirurgie am Menschen vorzunehmen.

Trainingsmodell

Um effektive Fähigkeiten in der Handhabung langer laparoskopischer Instrumente zu entwickeln und um die Basistechniken der laparoskopischen Chirurgie zu erlernen, das heißt aus einer gewissen Distanz unter monokularer Betrachtung oder über Betrachtung des Monitor-Bildes zu arbeiten, ist es am besten, ein Trainingsmodell zu nutzen. Es wurde eine Trainingsvorrichtung entwickelt (Abb. 1.1), die von ein, zwei oder auch drei Ärzten gleichzeitig benutzt werden kann, um die laparoskopischen Fertigkeiten zu verbessern. Das Modell besteht aus schwarzem Kunststoff von einer Größe von 45,7 cm x 30,5 cm x 21,6 cm. Die Abdeckung enthält vier Gummidich-

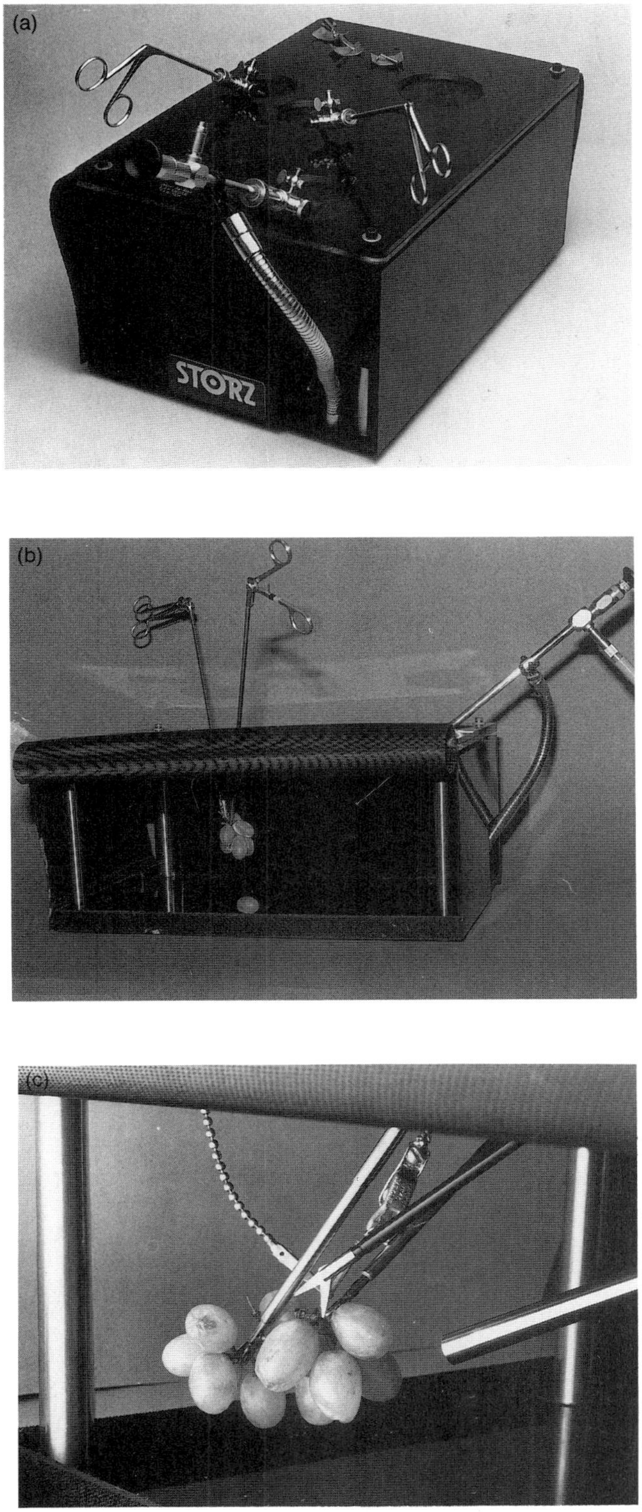

Abb. 1.1. Trainingsgerät mit Optik, die durch eine Gänsegurgelhalterung fixiert ist, zwei Instrumente in Position und einige Objekte innerhalb des Gerätes aufgehängt

tungen. Die Lage dieser Dichtungen entspricht denen der Trokare, die während der laparoskopischen Cholezystektomie eingebracht werden. Die Seiten der Box sind verschlossen, wobei zwei Seiten durch eine Gummigardine verhangen sind. Mittels eines Velcrobandes kann diese befestigt und hochgezogen werden, um in das Innere der Box hineinsehen zu können. Eine Gänsegurgelhalterung ist unterhalb des untersten Trokares (umbilikal) positioniert, so daß die Optik mit einer Video-Kamera gekoppelt werden kann, falls nur zwei Chirurgen verfügbar sind, um miteinander zu arbeiten.

Unter dem subkostal gelegenen Trokar finden sich Plätze für fixierbare Objekte, die zu Übungszwecken innerhalb des Modellkörpers plaziert werden. Für das Modell sind eine ganze Anzahl von Aufgabenstellungen zu Übungszwecken erhältlich:

1. Eine Weintraube ist im Inneren aufgehängt. Es ist die Aufgabe, unter Assistenz eine bestimmte Traube zu identifizieren, sie mit der Schere von der Traube zu lösen, ohne dabei andere Früchte zu verletzen (Abb. 1.2).
2. Es wird eine Mandarine aufgehängt und es müssen vorher markierte Areale sorgfältig abgeschält werden. Man kann entweder die scharfe Dissektion mit Scheren oder elektrochirurgische Präparation wählen.
3. Man hängt ein Stück gekochte Hühnerbrust auf und präpariert sorgfältig die Haut vom Fleisch.
4. Es wird ein Schaumstoffmodell der Gallenblase eingebracht mit teilweiser Trennung von ductus cysticus und arteria cystica. Diese können zwischen Clips oder Endoligaturen mit Röderschlingen (Ethicon) durchtrennt werden.
5. Man hängt eine Schaumstoffstruktur mit multiplen Schlingen in der Box auf und trennt diese Schlingen dann unter Setzen von Clips.

Diese Übungen ermöglichen es dem Chirurgen, seine Koordinationsfertigkeiten zwischen Auge und Hand zu entwickeln und die Erfordernisse der Teamarbeit mit zwei weiteren Chirurgen zu erlernen. Sie stellen eine wichtige Einführung zum Erlernen laparoskopischer Chirurgie dar.

Trainingskurse

Es ist wesentlich, daß der Chirurg einen gut gegliederten Trainingskurs besucht, der

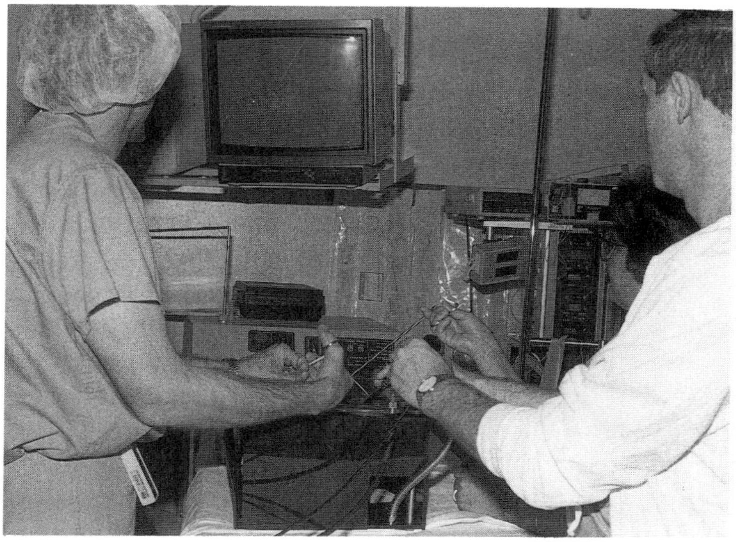

Abb. 1.2. Drei Chirurgen üben gleichzeitig an einem Modell, um die notwendigen Fertigkeiten zu erlangen und die Zusammenarbeit im Team zu entwickeln

mit einem Diplom abschließt. Früher wurde für dieses Verfahren eine Reihe von im Grunde unsinniger Kurse angeboten, die Übungen an ungeeigneten Tierspezies durchführten. Dies führte in keiner Weise zu einer konstruktiven Ausbildung der Kursteilnehmer. Es ist wichtig, daß Trainingsinstitutionen Richtlinien und Kriterien für entsprechende Kurse mit Diplom festlegen, die dann wieder die Krankenhäuser in die Lage versetzen, Berechtigungskriterien für laparoskopisches Operieren zu definieren.

Ein geeigneter Kurs sollte folgenden Inhalt haben: Vorlesungen über Laparoskopie (einschl. der Sicherheitsgesichtspunkte); Patientenauswahl für die laparoskopische Cholezystektomie; Instrumentieren; Praktizieren der Vorgehensweise; Indikation und Kontraindikationen, mögliche Fallgruben und zukünftige Entwicklungen; danach Videovorführungen oder Live-Übertragungen aus dem Operationssaal. Abschließend sollte die Möglichkeit des Trainings an lebenden Tieren gegeben sein.

Etablieren eines klinischen Trainingsprogramms

Nachdem der Chirurg einen Kurs in laparoskopischer Chirurgie am Trainingsmodell und Tierversuche abgeschlossen hat, ist er in der Lage, mit der Arbeit am Menschen zu beginnen. Er sollte jedoch weiterhin seine Fähigkeiten verbessern, indem er das Trainingsmodell zum Üben verwendet, um alle nur möglichen technischen Probleme beherrschen zu lernen. Es wird dringend empfohlen, daß der ausgebildete Chirurg, der Kenntnisse der laparoskopischen Cholezystektomie am Menschen besitzt, als erster Assistent und Kritiker bei den ersten fünf Patienten mitwirkt. Ein kluger Chirurg wird für die ersten Operationen dünne Patienten aussuchen ohne vorbestehende Komplikationen.

Ausbildung der Assistenzärzte

Es ist zum jetzigen Zeitpunkt schwierig, Richtlinien für die Ausbildung der Assistenzärzte zu erstellen, da auf diesem Gebiet noch wenig Erfahrungen vorliegen. Die Parameter, die für ausgebildete Chirurgen vorgeschlagen werden, sollten für Chirurgen in der Ausbildung in gleicher Weise angewandt werden. Die Assistenzärzte haben eine reiche Auswahl an Fällen nach Traumen und können in die präoperative Planung onkologischer Patienten eingebunden werden. Auf diese Weise können sie durch eine ganze Reihe von diagnostischen Laparoskopien Erfahrung sammeln. Es erübrigt sich festzustellen, daß zur Diagnosestellung intraabdomineller Malignome sehr oft ein CT durchgeführt werden kann, das die möglichen metastatischen Läsionen demonstriert. Dem würde ein zweites CT folgen mit Nadelbiopsie, das in einem hohen Prozentsatz negativ ausfällt.

Man könnte fordern, daß nach dem ersten CT eine diagnostische Laparoskopie mit Biopsie unter Sicht sowie Kontrolle der Blutung diesem Verfahren vorzuziehen ist. Gleichzeitig ist auf diese Weise ein Staging des Patienten möglich.

Indem man zuerst die Assistenzärzte als Kameramänner einsetzt, haben sie die Möglichkeit, die notwendige Koordination von Hand und Auge zu erlernen, die für so viele praktizierende Chirurgen neu ist. Nach einer festgelegten Anzahl von Fällen (z. B. 25) können sie zum ersten Assistenten aufsteigen. Wenn sie ihre Fähigkeiten in der offenen Cholezystektomie effektiv entwickelt haben, sollen sie die laparoskopische Vorgehensweise mit geeigneter Assistenz durchführen.

In geübter Hand verläuft die laparoskopische Cholezystektomie glatt mit minimalem Blutverlust und minimaler Narbenbildung. Es ist in der Tat befriedigend, wenn man den Zustand des Patienten kurz nach der Operation sieht. Oft geht der Patient am nächsten Tag nach Hause und kehrt nach einem Schonungszeitraum von sieben bis zehn Tagen an seinen Arbeitsplatz zurück. Für den Nichteingeweihten mag es leicht erscheinen, zu glauben, daß es sich um eine glatte Technik handelt. Der Kompetenzgrad, um dies zu beurteilen, kommt nicht zufällig, sondern durch sorgfältige und überlegte Übungsprogramme. Daher müssen hohe Anforderungen für diejenigen festgelegt werden, die die Absicht haben, laparoskopische Chirurgen zu werden.

Tierversuche

Das Thema Tierversuche wird immer wieder kontrovers, emotional diskutiert. Es scheint jedoch kein anderer effektiver Weg für den Chirurgen zu bestehen, die notwendigen Fertigkeiten zu erlernen. Die Übungen am Tiermodell sind deshalb wünschenswert, weil sie die Möglichkeit geben, die einzelnen Operationsschritte unter Bedingungen durchzuführen, ähnlich denen in der klinischen Praxis. Das am besten geeignete Tier für das Erlernen der laparoskopischen Technik zur Cholezystektomie ist das ausgewachsene Schwein (31,5 kg), vorzugsweise das große weiße Hausschwein als Kreuzung. Wir empfehlen, daß ein Team von drei Chirurgen für drei Tage an diesem Tier arbeitet, jeder sollte an neun Schweinen mitarbeiten, dreimal als Chirurg, dreimal als erster Assistent und dreimal als Kameramann.

Anatomie

Die anatomischen Verhältnisse des hepatobiliären Systems bei diesem Tier sind denen des Menschen sehr ähnlich. Die Leber ist groß, schlottrig und ist in vier Hauptlappen geteilt, wobei die überwiegende Masse des Leberparenchyms rechts neben der Mittellinie gelegen ist. Die Gallenblase ist verhältnismäßig groß und bläulich. Durch lockeres areoläres Gewebe ist sie an der Unterfläche des rechten Leberlappens fixiert. Der Fundus liegt in Projektion auf den Unterrand des rechten Leberlappens, wie beim Menschen. Der ductus cysticus ist lang und schlank. Die Einmündung in den Hauptgallengang liegt hoch in der Leberpforte. Die arteria cystica verläuft dicht neben dem ductus cysticus, wobei die Topographie dieser Strukturen variabel ist: gelegentlich liegt die Arterie vor dem ductus cysticus und umgekehrt.

Diese zwei anatomischen Strukturen können durch sorgfältige Präparation jedoch getrennt werden. Beim Schwein ist der ductus choledochus im Bereich des freien Endes des omentum minus gelegen, aber kann wegen erheblicher Fetteinlagerung nicht leicht erkannt werden, insbesondere da die bläuliche Farbe fehlt, die dem menschlichen Hauptgallengang eigen ist.

Anästhesie

Die laparoskopische Cholezystektomie am Schwein muß in Allgemeinnarkose durchgeführt werden. Nach Prämedikation (wir verwenden z. B. Hypnorm der Fa. Janssen) wird das Tier in einem Fixierkäfig gehalten.

Anschließend wird eine Maske, die mit einem Beatmungbeutel verbunden ist, über die Schnauze gestülpt. Diese Form der Anästhesie nimmt im allgemeinen weniger als eine Minute in Anspruch. Ein gut verwertbarer Index für die Tiefe der Anästhesie ist die Stellung der Augen. Bei einer sicheren tiefen Anästhesie sind die Augen nach kaudal gesenkt, so daß das Weiße der Skleren sichtbar ist. Wird die Betäubung zu tief, so sind die Augen in Mittelstellung und die Pupillen sichtbar. Letzteres Stadium sollte vermieden werden. Im

Fall des Eintretens dieses Stadiums sollte die Anästhesie kurzfristig unterbrochen werden. Das Tier wird dann in Narkose auf den Operationstisch transferiert und endotracheal intubiert. Dies kann schwierig sein, da die Epiglottis dieser Tiere sehr lang ist und normalerweise den Larynx überdeckt. Die Schritte für eine sichere endotracheale Intubation an Tieren sind wie folgt:

1. Einführen eines Laryngoskops mit einem langen Spatel (10 cm), der benutzt wird, um die Zunge herunterzudrükken. Damit bringt man die verschlossene Epiglottis zur Darstellung.
2. Das Laryngoskopblatt wird benutzt, um die gefältelte Epiglottis anzuheben.
3. Die Epiglottis wird mit dem Laryngoskop weggehalten, um den Larynx darzustellen, der weit offen sein sollte, wenn das Tier tief genug anästhesiert ist.
4. Tracheale Intubation und Blockieren des Ballons.

Die Hauptursachen für eine nicht gelungene Intubation sind eine insuffiziente Tiefe der Anästhesie und ein Mißlingen des Anhebens der Epiglottis vom Larynx. Falls Erstgenanntes ohne Erfolg war, ist es sinnvoll, die Maske erneut über die Schnauze zu stülpen und die Halothanzufuhr zu erhöhen, bevor man weitere Intubationsversuche unternimmt. Die endotracheale Narkose wird durch ein Gasgemisch aus Halothan, N_2O und Sauerstoff fortgeführt, indem man eine Beatmungseinheit benutzt mit einemn CO_2-Absorber. Die Atmung des Tieres ist spontan. In unseren Versuchen ist der Gebrauch von Muskelrelaxantien nicht erforderlich.

Cholezystektomie am Schwein

Als erstes muß man eine sichere Technik zum Insufflieren von CO_2 in die Peritonealhöhle mit dem elektronischen Insufflator erlernen. Die Veressnadel wird in der Medianen, 3/4-kaudal beim Muttertier und 2 cm proximal des Penis beim Eber eingeführt. Die Peritonealhöhle wird bis zum vorgegebenen Druck von 10–12 mmHg insuffliert. Die Veressnadel wird anschließend entfernt. Die Wunde wird erweitert und mit einer Arterienklemme vertieft. Anschließend wird ein 11 mm-Trokar eingeführt. Die vorgewärmte Optik mit Endokamera wird anschließend zum Beurteilen des Peritonealraumes und zum Identifizieren der Gallenblase eingeführt.

Oft ist diese infolge der schlotterigen und viellappigen Bauart der Schweineleber verdeckt. Nicht selten ist der Magen mit verschluckter Luft überbläht. Wird das Operationsfeld dadurch behindert, ist die Entleerung des Magens durch eine nasogastrale Sonde notwendig. Es ist die Anwendung der 0°-Optik vorzuziehen gegenüber der 30°-Vorausblick-Optik, es sei denn man besitzt Erfahrung. Die Arbeitstrokare werden anschließend wie folgt unter optischer Kontrolle eingeführt:

1. 11 mm-Trokar in der Medianen (oder 1 cm links) 2 cm unterhalb des Leberunterrandes;
2. 5 mm-Trokar rechts am Lateralrand des Rektus auf gleichem Level wie ersterer;
3. ein weiterer 5 mm-Trokar gut lateral am Umschlag des parakolischen Peritoneums, etwa in Höhe des Optiktrokars. Es werden zwei Faßzangen durch die 5 mm-Trokare eingeführt. Der laterale soll den Fundus der Gallenblase fassen und hat die Aufgabe, das Organ zu strecken. Die medial gelegene Faßzange faßt den Gallenblasenhals, wobei durch Hochziehen die Cysticusregion dargestellt wird.

Das Dissektionsinstrument (elektrochirurgisches Messer oder stumpfnasige Scheren) werden durch den 11 mm-Trokar nach Einsetzen einer Reduzierhülse (oder eines Appendixextraktors) eingeführt. Ohne die Hülse würde rasch Gas entweichen mit Verlust des Pneumoperitoneums. Beim Einsatz eines Clip-Applikators (Außendurchmesser 9–10 mm) wird der gleiche 11 mm-Trokar benutzt, jedoch ohne Reduzierhülse.

Da arteria cystica und ductus cysticus sehr nahe beieinander liegen, ist es wichtig, daß als erstes die ganze Region von der Leberunterfläche vollständig freipräpariert wird. Das gelingt durch Trennen des Peritoneums an beiden Seiten des Cysticus, wobei die Strukturen dann durch stumpfe Präparation vom Leberparenchym abgehoben werden. Beim Einsatz des elektrochirurgischen Messers ist es sicherer, die Rundung des Messers zum Umschneiden des Peritoneums zu benutzen. Das hakenförmige Ende wird dann anschließend verwendet, um das Trennen und Anheben der Strukturen des Cysticusstumpfes von der Leberunterfläche vorzunehmen.

Die freipräparierte Cysticusregion wird anschließend mit der Faßzange nach rechts verzogen. Dies ermöglicht die Freipräparation des ductus cysticus von der arteria cystica über eine adäquate Strecke (1 cm), indem vorsichtig präpariert wird. Im Anfangsstadium sollte man lieber Clips einsetzen, als die Ligatur dieser Strukturen vorzunehmen. Die Arterie wird proximal und distal vor ihrer Aufteilung geclippt, der ductus cysticus lediglich distal d. h. gallenblasennah. Nach Entfernen des Clipapplikators wird eine Schere, vorzugsweise eine Hakenschere, eingeführt. Die Arterie wird zwischen den Clips durchtrennt. Der ductus cysticus wird mittels einer gebogenen Mikroschere durch eine quere Inzision eröffnet. Anschließend wird ein Ureterenkatheter (Fr 3) in das Lumen zur Durchführung einer intraoperativen Cholangiographie eingeführt.

Dieser Schritt wird wesentlich durch Gebrauch der Cholangiographiekanüle von Storz erleichtert. Wir setzten sie für diesen Zweck routinemäßig bei Operationen am Menschen ein. Nachdem das Cholangiogramm durchgeführt worden ist, wird der Katheter entfernt. Vor der Durchtrennung des Ductus wird ein Clip oder eine Röderschlinge gesetzt. Als Alternative kann für die Cholezysto-Cholangiographie eine direkte Punktion der Gallenblase vorgenommen werden, wobei ein Ballonkatheter (Pruitt's Embolektomie-Ballonkatheter) verwendet wird. Letztere Technik setzt am Menschen bei der hochakut entzündeten Gallenblase eine sorgfältige laparoskopische Drainage voraus.

Kapitel 2

Dokumentation bei laparoskopischer Cholezystektomie

Die laparoskopische Cholezystektomie ist das Ergebnis wachsender Kombinationsmöglichkeiten von Endoskopie mit Endovideosystemen. Durch die Kombination der beiden Methoden sind ausgedehntere operative endoskopische Eingriffe ausführbar, die ohne Videotechnik nicht denkbar wären. Die TV-Technik eröffnet für solche operative Methoden die Möglichkeit einer abgestimmten Assistenz. Die erforderliche Verfügbarkeit eines Endovideosystems mit angeschlossenem Videorecorder bringt gleichzeitig den Vorteil einer intraoperativen Dokumentation mit sich.

Überlegungen zur Operation

Die TV-Darstellung ist in folgender Hinsicht wesentlicher Bestandteil des Eingriffs:

1. Abstimmung von Operateur und Assistent;
2. Möglichkeit der Instrumentierschwester vorweg notwendige Instrumentationsschritte zu erkennen;
3. Garantie des sicheren Einführens der Instrumente unter optischer Kontrolle;
4. Festlegung anatomischer Orientierung;
5. Definieren des pathologischen Befundes;
6. Orientierung des Anästhesisten über den Operationsablauf;
7. Fortlaufende Aufzeichnung der Befunde, um sie zu einem späteren Anlaß wieder abspielen zu können.

Eine besondere Bedeutung kommt dem Kameramann zu, gleich ob die Optik durch die Instrumentierschwester oder den zweiten Assistenten geführt wird. Diese Person ist sozusagen das Auge des Chirurgen. Seine Leistung ist entscheidend für den Operationsfortgang. Der zweite Assistent muß in die Technik des Fokussierens und des Weißabgleichs eingewiesen werden und die richtige Orientierung der Kamera zur Optik beherrschen. Auf diese Weise versuchen wir, einen glatten Operationsablauf sicherzustellen.

In diesem Kapitel soll nicht eine komplette Übersicht über alle möglichen Ausstattungen zur Dokumentation aufgelistet werden. Wir wollen dagegen das System beschreiben, das wir am Cedars-Sinai Medical Center, Los Angeles, entwickelt haben, mit seinen Vorteilen und Einschränkungen.

Die laparoskopische Cholezystektomie erfordert von seiten der Ausstattung eine optimale Kombination von Optik, Kamera,

Monitor und Recorder aber andererseits auch erfahrene und kenntnisreiche Mitarbeiter. Nach der Anschaffung aller notwendigen Ausrüstungsgegenstände von den Instrumenten über Katheter zu Kamera und Gerätewagen muß das Operationsteam in dessen richtigen Gebrauch eingewiesen werden. Wir schätzen uns glücklich, eine von Technikern geschulte chirurgische Endoskopiemannschaft zu besitzen, die speziell zum Durchführen endoskopischer Operationen und zur Wartung endoskopischer Instrumente ausgebildet ist. Werden neue Operationsverfahren eingeführt, wie die laparoskopische Cholezystektomie, dann werden wiederholt Trainingssitzungen in Theorie und Praxis abgehalten. Es erfolgen Aufzeichnungen während der Operation zur Selbstkontrolle, bis alle Beteiligten ein gewisses Basiswissen in ihrer neuen Aufgabenstellung erreicht haben. Dies gilt auch für ausgebildete Schwestern und Operationstechniker, die bei solchen Eingriffen einspringen.

Die technische Ausstattung des Operationssaals muß gut überlegt sein. Die Anordnung der Geräte muß so erfolgen, daß sie für das Operationsteam bequem ist und mit dem aseptischen Bereich nicht in Konflikt gerät. Die Stellung aller zusätzlichen Ausstattungen (speziell der Xenonlampe, des Insufflators, der Saug-Spül-Automatik usw.) muß innerhalb des Durchgangs Platz finden.

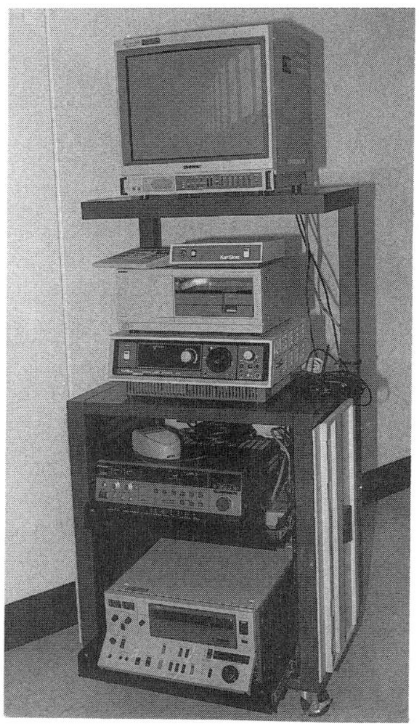

Abb. 2.1. Einer unserer speziellen Videowagen für die laparoskopische Cholezystektomie

In unserer Klinik verwenden wir z.Z. eine 3-Monitor-Anlage, wobei auf jeder Seite des Patienten ein Monitor plaziert ist. Der Haupt-TV-Wagen, auf welchem ein hochauflösender Monitor mit 48,3 cm-Bildröhre, ein 12-mm VHS-Recorder, ein 19 mm-Recorder und z.Z. zusätzlich ein Videoprinter steht, befindet sich auf der rechten Seite des Patienten nahe dem Anästhesiewagen (Abb. 2.1). Der Blickwinkel sichert dem Operateur eine bequeme Geradeaussicht. Der erste Assistent arbeitet mit Blick auf den hochauflösenden Monitor von 33 cm, der sich am Kopfende links befindet. Dieser Monitor steht auf dem obersten Fach unseres Insufflatorstandortes, der zusätzlich eine kleine Saugspülpumpe enthält, um den Platz des Wagens auszunutzen und im Operationssaal Raum zu sparen. Diese zwei Monitore sind miteinander gekoppelt. Gleichzeitig ist ein zusätzlicher Monitor, der an der Decke montiert ist, im Hintergrund des Raumes angebracht, der es dem Springerteam ermöglicht, dem Operationsverlauf zu folgen (Abb. 2.2).

Die Dokumentation ist nur dann sinnvoll, wenn sie gut durchgeführt wird. Im Operationssaal sollte diejenige Dokumentationsart vorgenommen werden, die am einfachsten und effektivsten ist. Unsere Ausstattung, die wir für unseren laparoskopischen Cholezystektomiewagen ausgesucht haben, funktioniert ohne Störungen. Unsere Ergebnisse zeigen gleichmäßig gute Qualität. Hervorzuheben ist, daß nach einem gewissem Training die Handhabung nicht so komplex ist, daß technisches Operationsteam und die Schwestern dadurch eingeschüchtert werden und es nur wider-

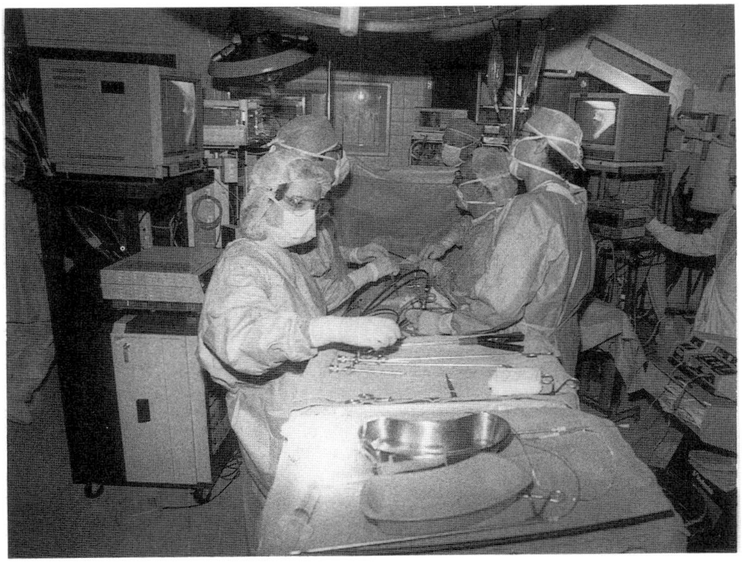

Abb. 2.2. Blick in den Operationssaal während eines Eingriffs. Beachte die Stellung der Instrumente in Relation zum Operationstisch

strebend gebrauchen. Im folgenden findet sich eine kurze Beschreibung jedes Teils und seiner Funktionen.

Lichtquelle

Um den ärztlichen Anforderungen einer fortlaufenden endoskopischen Dokumentation, die sowohl einfach in der Durchführung als auch hervorragend in der Qualität sein soll, zu genügen, muß die Entwicklung der neuen Lichtquellen Hand in Hand mit der Entwicklung neuer Instrumente gehen. Auf Instrumentenseite konnte dem Streben nach mehr Lichtintensität durch Entwicklung größerer Endoskope mit mehr Glasfiberfasern im Lichtleiter Rechnung getragen werden. Halogenlampen, verschiedene Blitzlichtgeräte und Lichtquellen mit hoher Intensität fanden ihren Höhepunkt in unserem jetzigen Standard der Storz 610 Automatik-Xenonlichtquelle. Diese Lichteinheit mit einer 300 Watt Birne ist nach wie vor die hellste und zuverlässigste Einheit, die mit starren Teleskopen verwendbar ist. Wie Paz-Partlow (1986) berichtete, liefert diese Lichtquelle automatische Helligkeitsregelung für die TV-Darstellung, während sie zusätzlich als Blitzlichtgenerator für 35 mm-Dias geeignet ist.

Monitor

Die Abhängigkeit des Operationsteams von der Videodarstellung während aller Operationsabschnitte macht einen Monitor von höchster Qualität und Auflösung erforderlich. Wir verwenden zur Zeit einen Sony 48,3 cm PVM-1943 MD Trinitron Farb-Monitor für den Chirurgen und einen 33 cm-Monitor derselben Version für den ersten Assistenten. Beide Monitore haben eine Auflösung von nahezu 700 Zeilen horizontal, im Gegensatz zu nur 350 Zeilen auf einem Standard PVM-1910-Monitor.

Kameras

Erfordernis für jegliche Videoendoskopie ist eine Kamera von geringem Gewicht und guter Bauart, die gassterilisiert oder vor jedem Gebrauch in Desinfektionslösung eingelegt werden kann. Der CCD-Chip (Silikon-charge-couple device = ladungsgekoppelter Bildsensor) ist das Kernstück aller CCD-Darstellungssysteme (Boyle and Smith, 1970). Eingepaßt in ein dichtes Netz von Photozellenempfängern bringt jeder Rezeptor ein Pixel (kleinste Bildeinheit auf dem Bildschirm oder anders ausgedrückt 17 x 13 μm). Die Anzahl der Pixel, welche durch einen Chip darstellbar sind, legt das Auflösungsvermögen fest. Der durchschnittliche Chip, der in Kompakt-Kameras verwendet wird, enthält heute zwischen 150 000 und 300 000 Pixel.

Die Lichterfordernisse im oberen Bauchraum schreiben uns vor, daß wir eher die 12 mm-Mikrochipkamera als die frühere Standardkamera 16 mm CCD gebrauchen. Damit verbunden ist eine Verminderung der Farbwiedergabe im Verhältnis zur höheren Lichtempfindlichkeit. Der Videosensor in der Storz-9050-Kamera ist eine 12 mm CCD. Die horizontale Auflösung ist größer als 300 Linien mit einem Rauschabstand von 46 dB oder besser. Die Kamera hat eine eingebaute Zoom-Linse mit einer Brennweite von f = 25 mm bis 38 mm. Die Außenmaße der Kamera sind 7,8 cm x 3,3 cm x 3,3cm. Das Gewicht beträgt 119 g. Sowohl Kabel als auch Kamerakopf sind voll einlegbar und/oder gassterilisierbar. Andere Hersteller haben vergleichbare Artikel in ihrem Angebot. Die beschriebene Kamera ist das Modell, das wir routinemäßig bei fast allen Eingriffen mit zufriedenstellendem Ergebnis benutzen. Dennoch suchen wir ständig nach verbesserten Fabrikaten (Abb. 2.3).

Zusätzlich zu der 12 mm-Kamera haben wir kürzlich die Storz HR-3000-3-Chip-Kamera geprüft. Sie zeigt gute Möglichkeiten. Sie besteht aus drei 2/3″-CCD-Chips und einem F5.6 ultrakleinem Primärfarbentrennsystem zur getrennten Verarbeitung der drei Grundfarben (RGB). Es sind endoskopische Linsen mit Fixfokuslängen von 22 mm – 40 mm erhältlich. Eine Zoomlinse mit allen Brennweiten wurde bisher für diese Kamera noch nicht entwickelt. Seine Bildgröße mißt 8,8 mm x 6,6 mm, was einem optischen Format von 16 mm entspricht. Jeder Farbkanal hat 768 (H) x 493 (V) Bildelemente bei einem Gesamtwert von 1 135 872 Pixel im NTSC-Format und 1 369 998 Pixel im PAL-System. Entsprechend der Angaben des Herstellers ist die horizontale Auflösung größer 600 Zeilen. Wenn die automatische Verstärkungsregelung der Kamera eingeschaltet ist, ist die Verschlußgeschwindigkeitswahl ziemlich schnell und exakt. Ist die Kamera an einem RGB-Monitor angeschlossen, wie

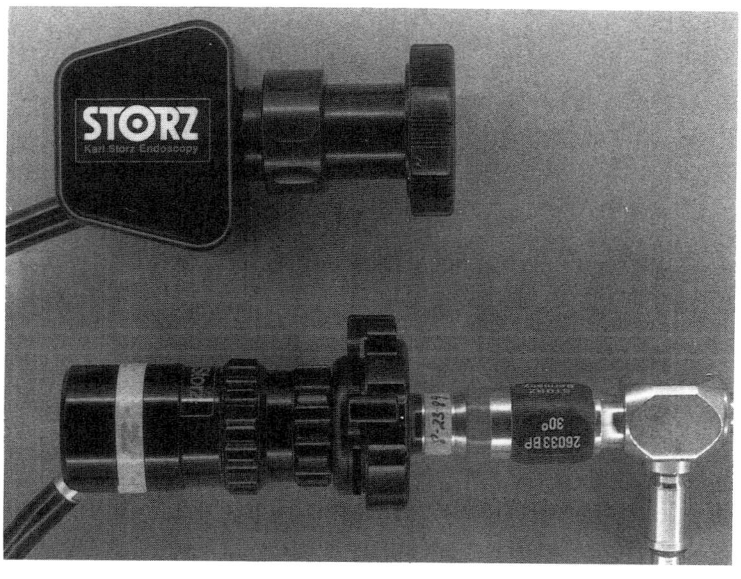

Abb. 2.3. Oben: Die HR-3000-3-Chip-Videokamera
Unten: Die 9050 12 mm-CCD-Kamera mit aufgesetztem Teleskop

z. B. dem Sony 1943 M bringt die HR-3000-3-Chip-Kamera ein bemerkenswert klares, helles und farbechtes Bild.

Dokumentation

Augenblicklich sind wir mit der Storz HR-3000 Kamera für unsere fortlaufende Videodokumentation eingeschränkt. Unsere Operationen werden routinemäßig auf Videotape zu Unterrichtszwecken, Vorlesungen und Konsultationen auf einem 19 mm-Umaticband dokumentiert. Unser Photolabor ist nur mit einer 19 mm-Videotape-Schneidanlage ausgestattet. Sie gestattet uns, Bildtapes für Unterrichtszwecke kurzfristig herzustellen, und liefert die Möglichkeit einer Nachverarbeitung und Präparation für eine Drucklegung zum Gebrauch außerhalb unserer Institution. Unser System hat eine Auflösung von annähernd 270 Zeilen. Es kann ein RGB-Signal – hierbei liefert die Kamera die besten Bilder – nicht aufnehmen.

Wir waren daher zur zusätzlichen Investition einer Super-VHS, ED-Beta oder Hi-8 mm-Band Videorecorder-Ausstattung auf unserem Wagen genötigt. Wir erreichen damit eine Horizontalauflösung von annähernd 400 Zeilen. Zusätzlich muß das Videolabor neu ausgestattet werden, um uns in die Lage zu versetzen, mit diesen hochauflösenden Tapes zu arbeiten. Bei Vorträgen außerhalb unserer Institution ergibt sich das Nebenproblem, kompatible Geräte in jedem Vortragsraum zu finden, z. B. kann man ein normales VHS-Band auf einem Super-VHS-Gerät abspielen – umgekehrt ist das nicht möglich. Das 19 mm-Umaticgerät hat den Vorteil, daß es nahezu überall vorhanden ist.

Videotaperecorder

Entweder kann man den gesamten Operationsablauf aufnehmen oder bestimmte wesentliche Ausschnitte davon auf Videoband dokumentieren. Der Videotapemitschnitt kann entweder in ganzer Länge betrachtet werden oder man fertigt Ausschnitte für Vorträge und Demonstrationen an. Unsere Videoeinheit ist mit zwei Recordern ausgestattet, die an das System angeschlossen sind, so daß beide benutzt werden können ohne die Notwendigkeit, Koaxialkabel neu zu konnektieren. Der erste Videokassettenrecorder ist ein Sony VO-5800 19 mm-Umaticrecorder. Er wird immer dann eingesetzt, wenn eine gute Auflösung der Darstellung gewünscht ist, entweder für nachfolgende Veröffentlichungen oder speziell für Lehrfilme. Zur Zeit kostet ein Umatictape für eine Stunde ungefähr viermal so viel wie eine Zweistunden-VHS-Kassette. Die Umatic-Kassette braucht etwa den doppelten Platz zur Archivierung. Die Wiedergabe muß auf einem teureren und nicht immer verfügbaren 19 mm-System erfolgen.

Uns steht zusätzlich ein Panasonic AG-6300 12 mm-VHS-Recorder für die Routineanwendung zur Verfügung (Abb. 2.4). Diese Tapes werden von den einzelnen Chirurgen aufgehoben. Die meisten Chirurgen verfügen über ein Standard-VHS-System. Beide Anlagen sind professionelle Modelle mit Realtime-Zählwerk und variablem Schnellsuchsystem. An beide Recorder wurde ein Fußschalter angebracht, um dem Chirurgen die Kontrolle über die Pausenfunktion während der laufenden Aufnahme zu ermöglichen. Die 19 mm-Videotapes haben sich ebenso bewährt. Z. B. das Sony BRS und XBR genügen höheren Ansprüchen durch einen höheren Rauschabstand, geringeren Ausfall und zusätzlich der Möglichkeit von Tonspuren. Um eine Videothek aufzubauen, benötigt man sowohl Zeit als auch Platz. Es ist erneutes Anschauen, Katalogisieren und Archivieren notwendig. Auch muß Personal für diese Aufgabe verfügbar sein.

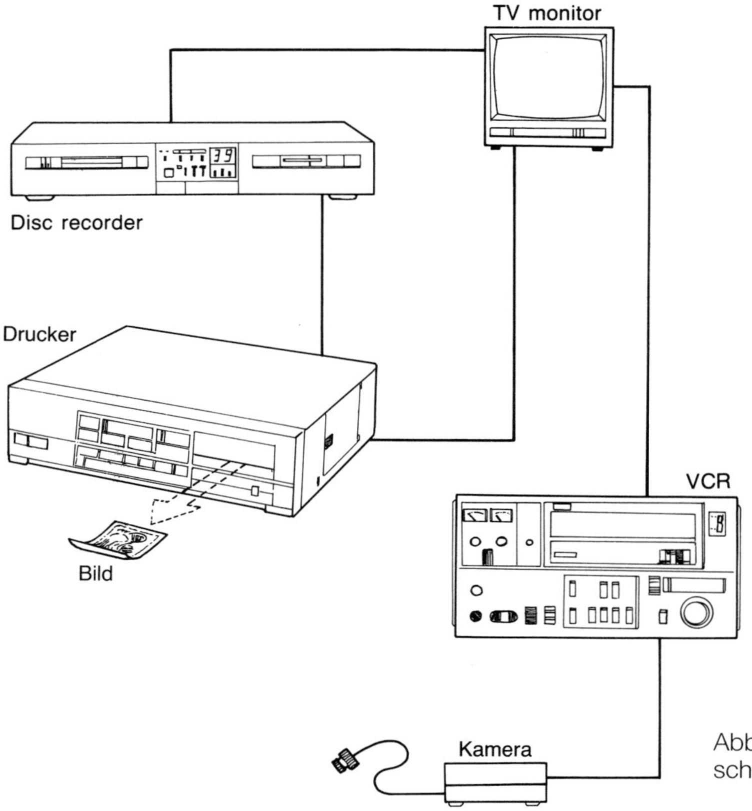

Abb. 2.4. Schematische Darstellung mit den typischen Verbindungsstellen in einem Videosystem

Disc-Recorder

Um endoskopische Bilder zu archivieren, ist die Verwendung von Disc-Recordern entweder als Floppy- oder Opticdisc eine wirkungsvolle Alternative. Der Optic-Memory-Disc-Recorder, der Standbilder auf eine Laserdiskette mit einer horizontalen Auflösung von annähernd 580 Zeilen aufnimmt, stellt das zur Zeit beste verfügbare Recordersystem dar. Sowohl Panasonic als auch Sony bieten Laser-Disc-Systeme an. Zur Zeit existiert jedoch keine kompatible Hardcopy-Einheit. Sony und Canon produzieren ebenfalls Floppy-Disc-Recorder, die 25 Videoausschnitte oder 50 Felder (zwei Felder sind ein Ausschnitt) auf einer doppelseitigen 12 mm-Floppydisc aufzeichnen können. Disketten benötigen weit weniger Platz zur Archivierung. Die Wiedergabe gespeicherter Daten von früheren Untersuchungen ist einfach und schnell. Die gespeicherten Bilder auf der Diskette können nach der Operation auf dem Monitor betrachtet werden. Spezielle Bildfolgen können ausgewählt und über einen Standbild-Video-Printer ausgedruckt werden. An unserer Klinik zeigen viele Ärzte diese Ausdrucke vor der Ablage im Archiv den Patienten und Angehörigen direkt nach der Untersuchung, um die erhobenen Befunde anschaulich erklären zu könnnen, bevor diese im Archiv abgelegt werden (Berci und Paz-Partlow, 1988).

Standbildvideoprinter

Es gibt mehrere Typen solcher Printer auf dem Markt. Sie unterscheiden sich in Technik und Preis. Mit der Einführung der Chiptechnologie haben sich die Printer über mehrere Generationen weiterentwikkelt, wobei der Abbildungsprozeß feinabgestimmt und verbessert wurde. Zur Zeit wird die vielversprechendste Einheit von Sony hergestellt (Mavigraph). Es handelt sich um einen Drucker, der das Bild durch Beschichtung mit Farblösungen produziert (Tintenstrahldrucker). Die Darstellung erfolgt entweder in voller Größe (166,7 mm x 121 mm) oder in vier- bzw. neunfacher Unterteilung, wobei verschiedene Operationsphasen und/oder ergänzende Archivierungsdaten abgebildet sind, so wie es bei Röntgenbildern oder Ultraschalldarstellungen der Fall ist. Die Dokumente werden im Krankenblatt abgelegt. Der Sony-Mavigraph ist verkleinert worden, wodurch das Angebot attraktiver wurde. Canon, Hitachi, Polaroid und Kodak stellen Printer her, die wir vor unserer abschließenden Beurteilung alle geprüft hatten.

Durch den Einsatz einer auf das Endoskop aufgesetzten Kompaktkamera wird einerseits die Wahrnehmungfähigkeit des Operateurs verbessert und andererseits ein Beitrag zu seiner Bequemlichkeit geleistet. Die Mitarbeit des Teams wird verbessert. Datenspeicherung ist möglich. Bei komplexeren Eingriffen, wie es bei der laparoskopischen Cholezystektomie der Fall ist, ist es unerläßlich, daß der Assistent vom gleichen Monitorbild wie der Operateur her operiert. Damit wird die Präzision des Eingriffs sichergestellt und der Operationsablauf beschleunigt.

Kapitel 3

Instrumente und operative Grundtechniken der laparoskopischen Chirurgie

Der in der offenen Abdominalchirurgie versierte Chirurg wird bei den laparoskopischen Verfahrensweisen im wesentlichen drei Einschränkungen begegnen. Die erste und wichtigste ist die monokolare Sicht. Beim wenig Erfahrenen verschlechtert sich automatisch die Tiefenwahrnehmungfähigkeit beim Betrachten des Operationsfeldes durch das Laparoskop. Mit zunehmender Praxis und entsprechender Aufmerksamkeit werden visuelle Anhaltspunkte eine Abschätzung der Tiefenausdehnung ermöglichen und damit eine genaue Koordination der Instrumente bewirken. Zweitens ist die wirkliche Organgröße verändert dargestellt. Sie variiert je nach Entfernung von der betrachtenden Optik. Die tatsächliche Größe muß daher in Relation zu den Instrumenten oder einer graduierten Sonde abgeschätzt werden. Drittens ist das Bewegen der Instrumentenspitze, z.B. beim Schneiden, beim Fassen von Gewebe sowie beim Nähen dadurch begrenzt, daß diese Manöver nur über eine fixierte Trokarhülse möglich sind, die wiederum Bewegungen nur um einen Drehpunkt erlaubt.

Kenntnis des Grundinstrumentariums und Erfahrung in der diagnostischen Laparoskopie, verbunden mit manueller Geschicklichkeit, sind unentbehrlich. Vertrautheit mit der Verfahrensweise der offenen Operation ist eine Vorbedingung. Zusätzlich sollten die operativen Techniken an einem Trainingsmodell perfektioniert werden. Dieses erlaubt ein realistisches Einführen von Trokaren und Instrumenten mit daruntergelegenen praxisnahen Gewebeteilen oder Ersatzstoffen (vgl. Kap. 1). Die Fertigkeiten der Gewebemanipulation, des Schneidens, Nähens und Knotens (extrakorporal und intrakorporal), sollten erworben werden. Ein gutes Verständnis der Grenzen dieser Techniken wird ihren sicheren Gebrauch ermöglichen.

Viele Abdominalchirurgen fühlen sich beim laparoskopischen Eingehen in die Abdominalhöhle unwohl, insbesondere nach vorausgegangener Laparotomie. Aus diesem Grund wurde viel Wert auf die Darstellung der Technik der Anlage des Pneumoperitoneums und des Einführens des ersten Trokars gelegt, speziell wenn mit Adhäsionen zu rechnen ist. Mit Übung, korrekter Technik und dem sicheren Gebrauch der Instrumente können diese Verfahren auch bei voroperierten Patienten angewandt werden.

Es ist interessant festzustellen, daß Gynäkologen, die mit der operativen Laparoskopie arbeiten, eine Trendveränderung ihrer Chirurgie hin zur Organerhaltung (anstelle der Entfernung) konstatieren. Die mögliche Vermeidung der Laparotomie (insbesondere bei wiederholten Interventionen) führt zu einer Reduktion der Morbidität durch eine chirurgische Behandlung. Durch die Abnahme der mechanischen Darmirritation und die Verringerung der Gefahr der Serosaaustrocknung wird die Schwere und die Dauer des postoperativen Ileus gemindert. Dies führt zusammen mit der erheblichen Verkleinerung der parietalen Wundfläche zu einer Verminderung der postoperativen Adhäsionen. Außerdem gestalten die kleineren, schmerzärmeren Wunden und ein glatter sowie schnellerer postoperativer Verlauf ein wiederholtes chirurgisches Eingreifen weniger problematisch. Auf Patientenseite wird außerdem eine bessere Akzeptanz erreicht.

Darstellung der Peritonealhöhle mit ihrem Inhalt

Patientenlagerung

Die Rückenlage ist für das Anlegen des Pneumoperitoneums und auch bei Manipulationen an Dünn- und Dickdarm gebräuchlich. Bei Inspektion von Magen, Leber und Milz ist die Kopfhochlagerung des Tisches, bedingt durch die schwerkraftbedingte Abwärtsbewegung des Darmes, geeignet. Umgekehrt ist eine gute Sicht in das Becken durch die Trendelenburg-Lagerung gewährleistet. Wird gute Übersicht im parakolischen Bereich gewünscht, ist die Seitenlagerung (entweder rechts oder links) hilfreich. Es ist darauf zu achten, daß der Patient bei jeder Lagerung, die von der Horizontalposition abweicht, ausreichend gesichert ist. Dies ist wichtig, um Druck auf ungeschützte Glieder oder Knochenpunkte bei Positionsverschiebungen zu vermeiden. Eine Stabilisierung kann durch Armunterpolsterung, Steigbügel oder am besten durch einen Gurt erreicht werden, der das Becken stabilisiert. Kopf und Arme sind normalerweise durch die Armstützen der Anästhesie gut geschützt.

Für längere Oberbauchoperationen haben wir die Lloyd-Davis-Steigbügel für die Beine benutzt, die dem sitzenden Operateur eine bequemere Handhabung von Laparoskop und Instrumenten gestattet.

Magensonde und Blasenverweilkatheter

Die vollständige Dekompression des Magens bietet drei Vorteile. Erstens wird während der Gasinsufflation das Risiko einer Magenpenetration reduziert. Zweitens ist die optische Darstellung von Leber, Gallenblase und des freien Endes des kleinen Netzes (ligamentum hepato duodenale) vereinfacht. Bei Narkoseende, insbesondere in der gefährlichen Periode kurz nach der Extubation, ist das Risiko eines durch den geblähten Magen verursachten Erbrechens deutlich reduziert. In diesem Zusammenhang ist der Gebrauch einer geeigneten Magensondengröße wichtig, z. B. Fr 14, um eine adäquate Drainage sicherzustellen.

Die Katheterisierung der Harnblase ist eine Sicherheitsmaßnahme während der initialen Gasinsufflation. Sie gewährleistet, daß die extraperitoneale Blasenwand unterhalb der periumbilikalen Kanüleneinstichstelle steht. Es ist noch wichtiger, daß die Harnblase vollständig geleert ist, wenn Operationen im Bereich des kleinen Beckens geplant sind. Auf diese Weise wird ein guter Zugang zu den Beckenorganen gewährleistet.

Gasfüllung der Peritonealhöhle

CO_2 ist das Standardgas für die meisten operativen Laparoskopien. Es ist nicht brennbar oder explosionsgefährdend und

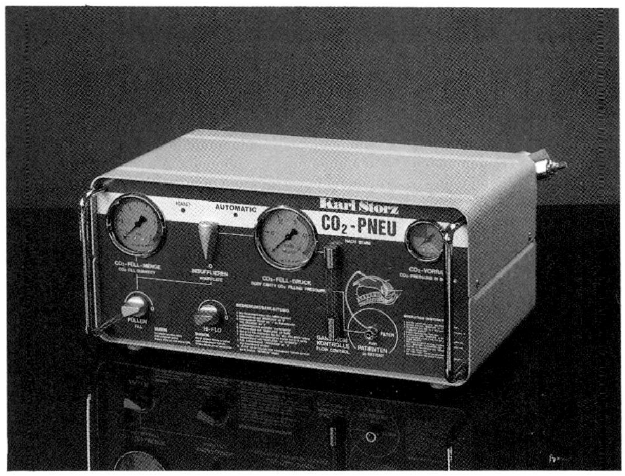

Abb. 3.1. Standardinsufflator für diagnostische Laparoskopie. Für laparoskopische Chirurgie ungeeignet

wird nach peritonealer Absorbtion ohne weiteres über die Lungen ausgeschieden. Sollte es versehentlich direkt in ein Blutgefäß injiziert werden und hieraus eine CO_2-Embolie resultieren, ist diese leichter zu behandeln als eine Luft- oder N_2O-Embolie (insbesondere beim Einhalten einer Insufflationsrate von 1 l/min). Von größter Wichtigkeit bei der operativen Laparoskopie ist die Ausrüstung, mit der das CO_2 in die Peritonealhöhle befördert wird. Eine optimale Darstellung wird mit einem konstanten intraperitonealen Druck von 10–15 mmHg erreicht. Die operative Laparoskopie bedingt den Gebrauch verschiedener Trokare und einen häufigen Instrumentenwechsel. Die Gasverluste sind erheblich. Die frühere Generation der Insufflatoren konnte nur mit einer automatischen Flußrate von 1 l/min aufwarten (Abb. 3.1), die manuell noch bis 3 l/min gesteigert werden konnte. Bei wiederholten CO_2-Druckschwankungen resultierte ein Sichtverlust und eine unerwünschte Verzögerung beim Wiederauffüllen der Peritonealhöhle. Dieses Problem trat auch bei der Benutzung der Spül-Saug-Vorrichtung auf.

Die neueste Generation der elektronischen Automatik-Insufflatoren (Abb. 3.2) hat dieses Problem gelöst. Mit diesen Geräten sind automatische Flußraten bis 8 l/min möglich. Operationen ohne diese Geräte sind umständlich und zeitraubend. Außerdem liefern sie ein gutes Monitoring des intraabdominellen Druckes, der auch vorgegeben und reguliert werden kann.

Die Aufrechterhaltung eines niedrigen intraabdominellen Druckes ist besonders bei Frauen mit schlaffen Bauchdecken nach vorausgegangener Schwangerschaft nützlich, wobei bei einem Druck von 10 mmHg eine gute Darstellung erzielt

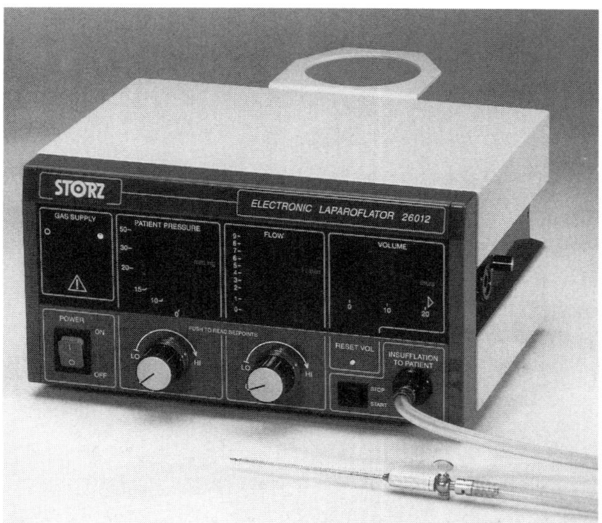

Abb. 3.2. Moderner High-Flow-Insufflator für laparoskopische Chirurgie mit elektronisch kontrolliertem Druck

werden kann. Der Vorteil ist eine Verringerung des postoperativen Schulterschmerzes bei Zwerchfellatmung.

Plazieren der Veressnadel

Das Anlegen des Pneumoperitoneums wird am häufigsten mit der Veressnadel durchgeführt. Der über einen Federmechanismus geführte Zentraltrokar wird retrahiert, wenn die Nadel auf Widerstand stößt und springt beim Eintritt in die Peritonealhöhle zurück. Die Funktion des Feder-Schnapp-Mechanismus sollte vor dem Einsatz geprüft werden. Dies gilt auch für die Durchgängigkeit der Nadel, indem der Gasfluß durch selbige geprüft wird. Die Veressnadel wird am häufigsten subumbilikal eingeführt (Farbabb. 3.1). Hier wird auch der Optik-Trokar plaziert. Es sollte jedoch nicht gezögert werden, eine andere Einstichstelle zu wählen, falls subumbilikale Adhäsionen zu erwarten sind.

Nach der Prüfung der Veressnadel wird der Palpationstest durchgeführt. Dieser liefert dem Chirurgen eine klare Vorstellung über die Tiefe, die für das Einführen der Nadel erforderlich ist. Hierbei wird mit dem Finger die Bauchwand bis zur Aorta gedrückt. Diese Distanz kann bei dünnen Personen alarmierend klein sein.

Anschließend wird die Haut inzidiert und die Veressnadel eingestochen. Das Durchdringen der Rektusscheide kann als deutliches Klicken gespürt werden. Größere Schwierigkeiten entstehen bei der Entscheidung, ob das parietale Peritoneum penetriert ist, da es die Eigenschaft hat, sich vor der Nadel herzuschieben. Hier sind folgende Anhaltspunkte für die Entscheidung über die richtige Positionierung hilfreich:

1. Zischtest

Es ist das Geräusch gemeint, das entsteht, wenn Luft durch die Veressnadel in die Peritonealhöhle fließt, die negativen Druck aufweist. Durch das Anheben der Bauchwand wird dies noch verstärkt, vorausgesetzt die Spitze der Nadel ist richtig positioniert. Unglücklicherweise muß man mit dem Ohr nahe an der Veressnadel sein, um das Zischen zu hören. Durch den Op-Geräuschpegel ist dies oft nicht möglich.

2. Aspirationstest

Eine Spritze mit Kochsalzlösung, mit der Veressnadel adaptiert, wird als nächstes benutzt. In die Peritonealhöhle instillierte Flüssigkeit wird abfließen und kann nicht mehr zurück in die Spritze aspiriert werden. Kann jedoch Flüssigkeit zurückgezogen werden, ist eine Fehllage der Nadelspitze wahrscheinlich. Aspiration von Darminhalt oder Blut machen eine falsche Nadelspitzenposition offensichtlich.

3. Negativ-Drucktest

Als nächster Schritt sollte der Insufflationsschlauch mit der Veressnadel konnektiert werden. Bei der Monitorkontrolle des Peritonealdruckes vor der Gasinsufflation, wird ein mäßiger Negativdruck angezeigt werden, der durch das Anheben der Bauchwand noch leicht verstärkt wird.

4. Frühe Insufflationsdrucke

Ein weiterer Hinweis für die korrekte Positionierung der Nadel ist das Monitoring des Insufflationsdruckes, der bei einem Flow von 1 l/min 8 mmHg nicht überschreiten sollte. Der statische Druck darf 3 mmHg nicht überschreiten. Drucke über

15 mmHg mit niedrigem oder gar keinem Gasfluß, zeigen eine falsche Nadelpositionierung an.

5. Volumentest

Beim durchschnittlichen Erwachsenen werden 2,5 l Gas benötigt, um das Peritoneum – bei einem Druck von 8–10 mmHg – ausreichend aufzudehnen. Wenn der statische Druck, der durch den Insufflator gemessen wird, diese Druckwerte bereits bei weniger als 1 l Luft erreicht, sollte der Verdacht auf eine falsche Nadelposition aufkommen. Bei extraperitonealer Lage kann oft zusätzlich eine asymmetrische Ausdehnung der vorderen Bauchwand beobachtet werden.

Bei Verwendung des elektronischen Insufflators kann bei korrekter Nadelspitzenposition nach Insufflation von 1 l Gas auf High-Flow geschaltet werden, um die Füllung der Abdominalhöhle bis ungefähr 8 mmHg zu vervollständigen. Dann wird die Veressnadel gezogen.

Diese Reihenfolge sollte während der Insufflationsphase, wenngleich sie auch nicht in allen Fällen notwendig ist, routinemäßig bei jeder diagnostischen und operativen Laparoskopie durchgeführt werden. Mit entsprechender Routine des Operateurs und der Instrumentierschwester wird dies rasch durchzuführen sein. Eine zu Komplikationen führende falsche Lage der Nadel kann dann nicht auf eine nachlässige Technik geschoben werden.

Falls während der initialen Anlage des Pneumoperitoneums die Nadelspitze falsch liegt, sollten folgende Schritte durchgeführt werden. Wenn Drucktest, Volumentest und Aspirationstest eine extraperitoneale Insufflation vermuten lassen, wird die Nadel einfach herausgezogen und neu plaziert. Die Anzahl der erforderlichen Versuche sollten in dem Operationsprotokoll vermerkt werden. Wird arterielles Blut aspiriert, ist das einfache Herausziehen und das Wiedereinführen der Nadel zulässig. Sollte allerdings Blut fontänenartig durch die Veressnadel zurückspritzen, ist eine Verletzung größerer Gefäße wahrscheinlich; damit ist die Indikation zur Laparotomie gegeben.

Bei Aspiration von Darminhalt wird die Nadel zurückgezogen und an anderer Stelle, falls lokale Adhäsionen vermutet werden, erneut eingeführt. In diesem Fall ist es wichtig, das Gebiet der Darmverletzung nach Einbringen des Laparoskops zu inspizieren. Besteht das Loch im Darm aus einer einfachen Punktion, ist die Gabe von Antibiotika und die lokale Saug-Spülbehandlung bei sorgfältiger postoperativer Überwachung unter Umständen ausreichend. Ausgeprägtere Verletzungen, z.B. eine tangentiale Darmverletzung, erfordern eine sofortige Nahtversorgung, sei es laparoskopisch oder durch offene Operation.

In jedem Fall ist ein kurzer Blick auf das Peritoneum und auf die Organe in der Einstichregion der Veressnadel obligatorisch. Jedes Anzeichen einer retroperitonealen Blutung kann eine Verletzung eines größeren Gefäßes bedeuten. Pneumo-Omentum sowie CO_2-Insufflation in das Darm-Mesenterium oder das Retroperitoneum können einfach der Resorption überlassen werden.

Sondierungstest bei Adhäsionen (Abb. 3.3)

Eine 12 cm lange Nadel mit 0,8 mm Durchmesser, die an eine mit Kochsalzlösung gefüllte Spritze gekoppelt ist, wird senkrecht durch die Bauchwand an der Stelle eingeführt, wo der erste Trokar eingebracht werden soll. Ist die Nadel vorgeschoben, wird langsam Gas aspiriert, was durch kontinuierliche Blasenbildung in der Spritze beobachtet werden kann. Wenn das visze-

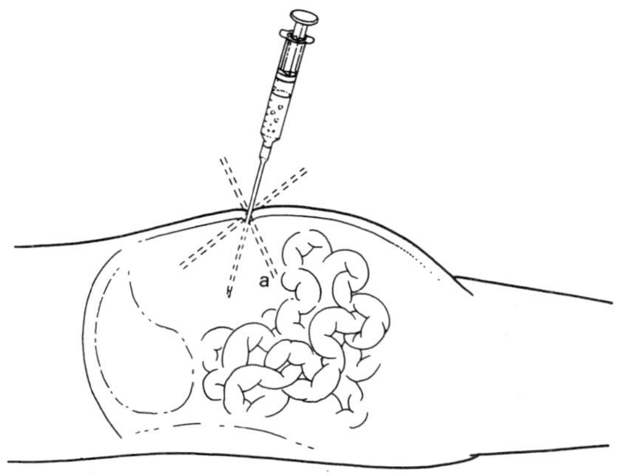

Abb. 3.3. Schematische Zeichnung zum Sondierungstest. Gleichmäßiges Aufsteigen von Gasblasen bei Aspiration; wenn die Nadelspitze Adhäsionen, Darm oder anderes Gewebe berührt, wird dies sofort unterbrochen

rale Peritoneum berührt wird, bricht diese augenblicklich ab. Die Lage der Nadel zur Haut wird mit dem Finger am Nadelschaft markiert. Beim Zurückziehen wird die Blasenbildung bis zu ihrem erneuten Abbruch beobachtet. Die Distanz vom Beginn des Zurückziehens der Nadel bis zum Abbruch der Blasenbildung gibt eine genaue Vorstellung über die Distanz zwischen viszeralem und parietalem Peritoneum. Durch Wiederholung des Vorgangs bei einem 45°-Winkel kann man sich eine gute Vorstellung über das unterhalb der Bauchwand liegende CO_2-Polster machen. Die Anwesenheit von Darm- oder Netzverwachsungen läßt sich durch die sprunghafte Veränderung der Größe des CO_2-Kissens bei verschiedenen Winkeln vermuten. Dies hilft, ein sicheres Gebiet zum Einführen des Optik-Trokars ausfindig zu machen. Dieser Test ist nicht immer notwendig, er ist jedoch insbesondere bei Patienten mit vorausgegangener Laparotomie hilfreich.

Einführen des ersten Trokars

Die Eingangsstelle des ersten Trokars, der das Laparoskop führt, ist normalerweise im Nabelbereich. Davon sollte man abweichen, wenn der Sicherheitstest darunterliegende Darm- oder Netzadhäsionen vermuten läßt. In den meisten Fällen ist ein gerades Eingehen möglich. Hierbei sind zwei Zugänge möglich: direkt oder z-förmig. Falls der Dreikant-Trokar benutzt wird, kann aus Sicherheitsgründen mit diesem nur durch die linea alba eingegangen werden. Die Z-Technik, die nur mit dem atraumatischen konischen System verwendet werden darf, erfordert vor der Passage des Instruments durch den muskulus rectus abdominis ein tangentiales Vorschieben des Trokars in der Subcutis. Die Vorteile der Z-Technik sind zum einen die Umgehung der schwachen linea alba, andererseits die Bildung eines Kulissenverschlusses nach dem Herausziehen des Trokars. Der Nachteil bei der laparoskopischen Cholezystektomie besteht in größeren Schwierigkeiten bei der Extraktion der Gallenblase durch die „Kulissentür", insbesondere bei großer Steinfüllung. Ein direkter Weg durch die linea alba ist in diesem Falle vorzuziehen. Immer sollte der Defekt in der linea alba, bzw. der Rektusscheide, am Ende der Operation durch Naht verschlossen werden, um das Risiko einer nachfolgenden Hernie im Bereich der Inzision zu reduzieren.

Bei Patienten, bei denen Adhäsionen vermutet werden, werden das Risiko und die Schwere des Organtraumas gemindert, wenn zuerst ein 5,5 mm-Trokar eingeführt wird und ein Blick auf das darunterliegende Netz, den Darm und das Retroperitoneum geworfen wird, um Verletzungen auszuschließen. Ist der Chirurg mit der Position zufrieden und sind iatrogene Schäden ausgeschlossen, wird der kleine Trokar durch den 11 mm-Trokar ersetzt, indem das Dilatationsset zur Anwendung kommt (Abb. 3.4).

Ist die Wahrscheinlichkeit signifikanter Adhäsionen bei Patienten nach komplizierten oder mehrfachen chirurgischen Ein-

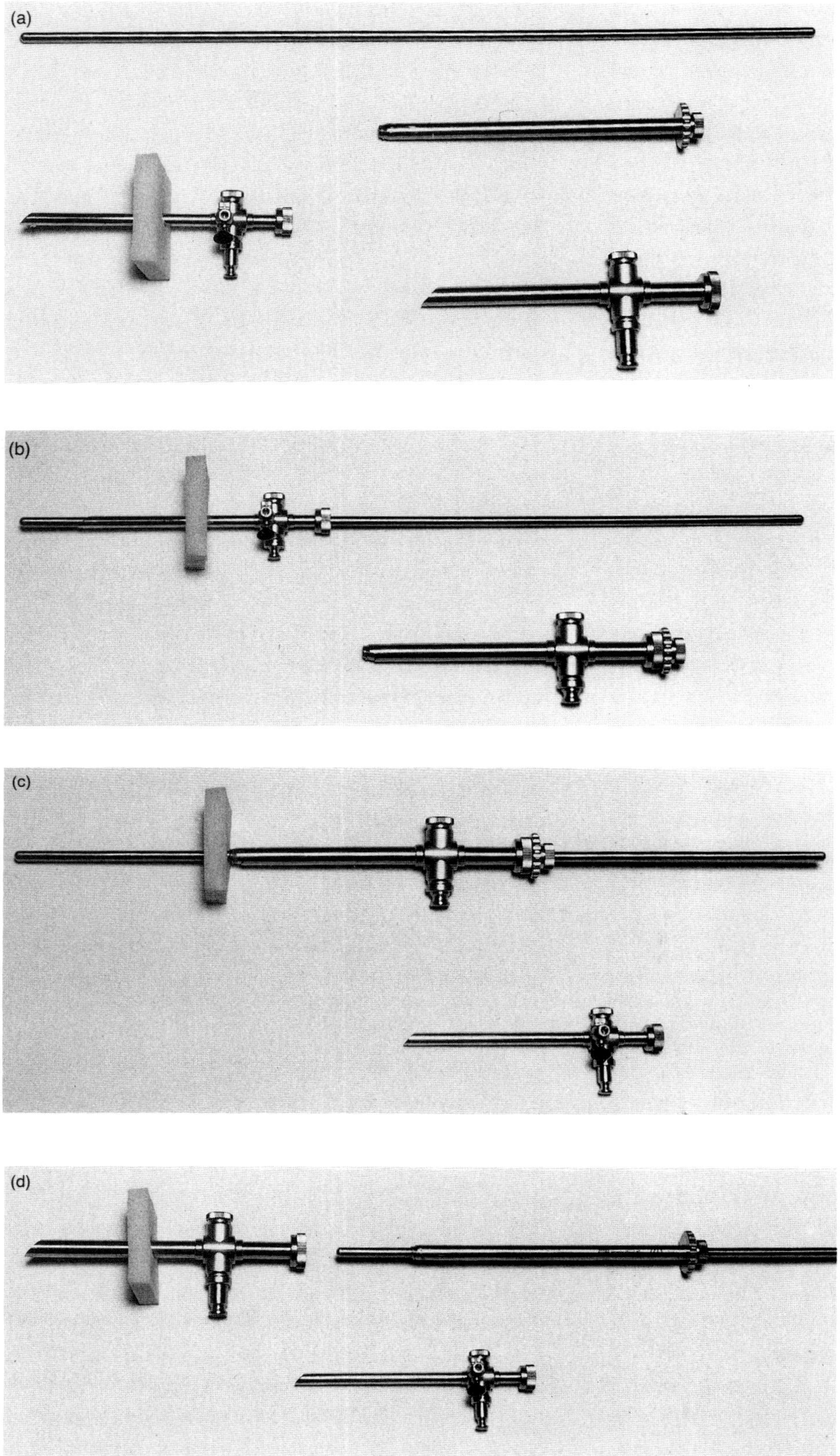

Abb. 3.4a–d. Dilatationsset zum Auswechseln eines 5,5 mm-Trokars durch einen 11 mm-Trokar
(a) Metallstab (5 mm); Dehnungshülse (10 mm); 5,5 mm-Kanüle in einem Schwamm als Simulator der Bauchwand; 11 mm-Trokar
(b) Metallstab ist in den 5,5 mm-Trokar eingeführt; der Dilatationstubus befindet sich im 11 mm-Trokar
(c) Der 5,5 mm-Trokar ist über den Stab hinweg extrahiert und stattdessen ein Dilatationstrokar mit einer 11 mm-Hülse über diesen Stab eingeführt. Unter mäßigem rotierendem Vorwärtsschieben kann der Dilatationstrokar durch die Bauchdecken gestoßen werden
(d) Der Stab und die Dilatationshülse sind entfernt, während der 11 mm-Trokar in situ verbleibt

griffen groß oder läßt der Sicherheitstest Darm- oder Netzadhäsionen am parietalen Peritoneum vermuten, sollte das Einsetzen des Trokars unter Sicht vorgenommen werden (Abb. 3.5). Diese ausgesprochen sichere Technik, zu der in schwierigen Fällen zu raten ist, wird mit einem 5,5 mm-Trokar mit angeschrägtem Ende bewerkstelligt. Dieser wird gerade durch die linea alba geschoben, bis seine Spitze im extraperitonealen Fett (direkter Weg) oder in der Rektusmuskulatur (Z-Technik) liegt. Der Zentraltrokar wird dann zurückgezogen und durch eine 5 mm-Geradeausoptik ersetzt, die mit der Lichtquelle gekoppelt ist.

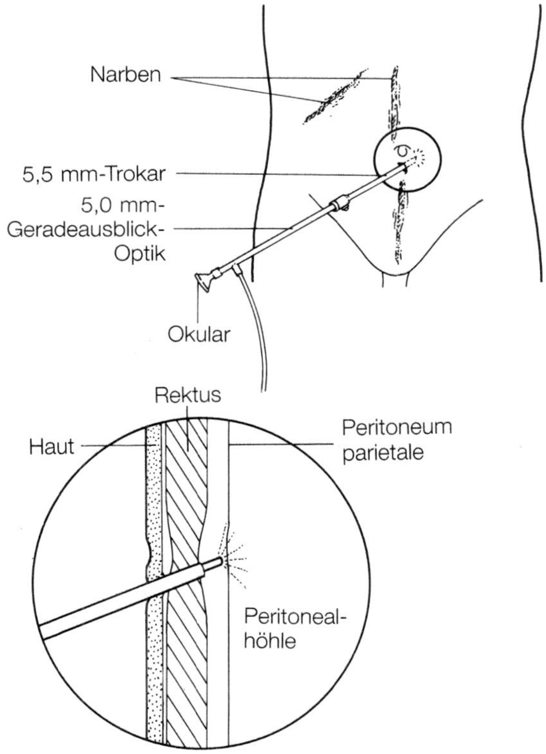

Abb. 3.5. Die Diaphanoskopietechnik zum sicheren Einführen des 5,5 mm-Trokars in die Peritonealhöhle des Patienten bei multiplen Adhäsionen. Die 5 mm-0°-Geradeausblick-Optik wird zur Diaphanoskopie des Peritoneums benutzt. Erscheint das Peritoneum milchig, so zeigt es Adhäsionen an. Mit Rotation und Druck aus dem Handgelenk heraus auf den Trokar kann die Kanüle durch diejenige freie Stelle eingebracht werden, die durch eine transparente Membran mit einem feinen Netz von Blutgefäßen zu identifizieren ist

Jetzt wird der Trokar unter vorsichtigen Rotationsbewegungen durch den Muskel und das extraperitoneale Fett vorangeschoben, bis das Peritoneum erreicht ist. Ein intaktes adhäsionsfreies Pneumoperitoneum erscheint als transparente Membran mit deutlich sichtbaren kleinen Blutgefäßen an seiner Oberfläche.

Im Gegensatz dazu zeigt das Peritoneum beim Vorliegen von adhärentem Darm oder Netz eine opalschimmernde Oberfläche bei der Beleuchtung. Ist dies der Fall, wird die Position des Trokars so lange verändert, bis ein klar durchscheinendes Peritoneum gesehen werden kann. Dieses liefert einen sicheren Zugang für den Trokar in die Bauchhöhle. Durch Drehen des Trokars bei gleichzeitig vorsichtigem Druck aus dem Handgelenk wird eingegangen. Ist der Chirurg von der richtigen Position des 5,5 mm-Trokars überzeugt, kann dieser durch den 11 mm-Trokar mit Hilfe des Dilatationssets ersetzt werden. Hat der Operateur keine Erfahrung mit der oben beschriebenen Technik oder kann diese nicht sicher angewandt werden (was selten ist), sollte die offene Dissektion bis auf das Peritoneum erwogen werden (offene Laparoskopie). Das Peritoneum wird hierbei nur gering eröffnet, um das Gasleck klein zu halten. Spezielle Kanülen, z. B. Hassan, stehen für diesen Zweck zur Verfügung.

Laparoskope

Um eine möglichst optimale Sicht zu erzielen, ist das große 10 mm-Laparoskop zu empfehlen. Nur bei kleineren Eingriffen und entsprechender Erfahrung sollte die 5 mm-Optik benutzt werden. Die Wahl zwischen der Geradeausblickoptik oder der 30°-Optik wird größtenteils von der persönlichen Bevorzugung des Operateurs bestimmt. Die 30°-Optik erlaubt einen Wechsel des Blickwinkels durch Drehung des Laparoskops, was in gewissen Fällen vorteilhaft sein kann. Hierzu ist ein Kamera-Halterungs-System notwendig, um ein Wegdrehen der Kamera und ein damit verbundenes Ändern des Bildes zu vermeiden.

Die Koppelung der Mikrochip-Video-Kamera am Laparoskop hat zu einer deutlichen Verbesserung der Assistenz geführt und erlaubt die direkte Operation vom Bildschirm aus, wobei der Augenaufsatz des Laparoskops steril bleibt (sofern die Kamera steril eingesetzt wird und nicht mit sterilen Kameraüberzügen gearbeitet wird). Eine qualitativ gute Videokamera gewährleistet eine entsprechend klare Sicht. Viele Chirurgen, wir eingeschlossen, bevorzugen immer noch den Bildteiler (Beamsplitter), um sowohl direkte Sicht durch das Laparoskop als auch gleichzeitige TV-Übertragung des Operationsgebietes zu haben.

Wärmen und Reinigen der Optik

Das Anwärmen des Laparoskops ist zur Gewinnung und Erhaltung einer guten Sicht wichtig. Es verhindert die Kondensation des warmen, wasserdampfgesättigten Gases der Peritonealhöhle auf der kalten Linsenoberfläche. Das Erwärmen des Laparoskops geschieht am besten durch Einlegen in warmes, steriles Wasser bei 50° C (Abb. 3.6). Während der Operation kön-

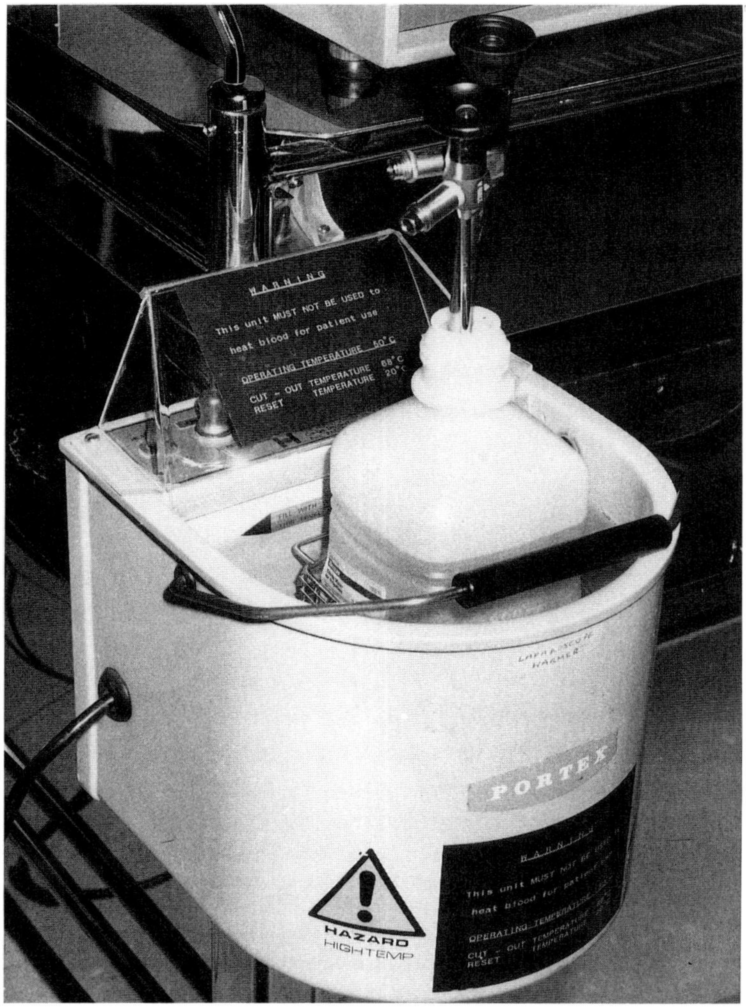

Abb. 3.6. Steriles Wasserbad (50° C) zum Wärmen und Reinigen der Optik

nen Blut, Sekret und Gewebe die Linse trüben. In diesem Falle wird die Optik in das System eingetaucht und hierbei gleichzeitig gereinigt und erwärmt.

Ein anderer hilfreicher praktischer Tip besteht in der Reinigung des Inneren der Optikhülse mit einem kleinen Tupfer, der mit einer Fußzange eingeführt wird. Blutgerinnsel haften oft in der Nähe der Trokarspitze an und verschmieren dann die Laparoskoplinse beim Einführen durch die Hülse.

Laparoskopie und Plazieren von Arbeitstrokaren

Im nächsten Schritt werden alle Quadranten des Abdomens inspiziert, um die Diagnose und die entsprechende Pathologie zu sichern. An dieser Stelle muß entschieden werden, ob laparoskopisch operiert werden soll oder zugunsten eines offenen Eingriffs darauf verzichtet wird.

Das Einbringen der zusätzlichen Trokare muß sorgfältig geplant werden. Die zwei Haupttrokare müssen so plaziert werden, daß sich die Enden der Instrumente innerhalb des Operationsfeldes in einem 90°-Winkel treffen. Es wird große Schwierigkeiten bei der Durchführung chirurgischer Manöver (Dissektion, Ligatur, Naht) geben, wenn die Trokarspitzen nach Einführung der Instrumente derart liegen, daß sie einander zu nahe sind oder noch schlechter, parallel zueinander liegen. Der dritte Trokar wird im Hinblick auf eine möglichst gute Retraktion gesetzt. Alle Trokare werden unter direkter Sicht durch das Laparoskop eingeführt.

Laparoskophalterungen

Es ist ein großer Vorteil für den Operateur, wenn die Kamera während der Operation gehalten und korrekt geführt wird, so daß er beide Hände zum Arbeiten mit den Instrumenten frei hat. Eine ideale Halterung sollte eine schnelle und gleichmäßige Einstellung nach allen Richtungen erlauben: Seitwärts, um das Eingehen der Instrumente zum Op-Feld darzustellen und zu steuern; ein- und auswärts, um zwischen Weitwinkel- und Naheinstellung wechseln zu können; auf und ab, um den Einfallswinkel gegenüber der Horizontalebene verändern zu können.

Es sind für diesen Zweck verschiedene Vorrichtungen mit eingebautem, flexiblem Arm erhältlich. Wir halten diese allerdings für ungeeignet, da der flexible Arm unter dem Gewicht der Mikrochipkamera leicht nachgibt, und die Befestigung am Laparoskopschaft gegenüber einer Rotation der Kamera nicht genügend Sicherheit bietet. Es kommt dabei zu einer allmählichen, aber steten Verschiebung des Gesichtsfeldes, wenn die 30°-Vorausblick-Optik benutzt wird. Wir bevorzugen daher ein starres Armsystem, das über ein Universalgelenk einstellbar ist und mit einem einfachen Schraubenmechanismus fixiert wird (Farbabb. 3.2).

Alternativ hierzu kann auch ein Assistent die Kamera führen und die Kameraposition je nach Augenwink des Operateurs, verbaler Aufforderung oder durch selbständiges rechtzeitiges Erfassen des nächsten Operationsschrittes auf dem Monitorbild variieren. Dies ist jedoch nur dann befriedigend, wenn der Assistent erfahren ist und sich ganz dieser Aufgabe widmet. Die Rolle des Assistenten beschränkt sich hierbei jedoch auf die eines Kameramannes und begrenzt seine Möglichkeiten, dem Chirurgen sinnvoll zu helfen, z.B. durch Weghalten, Absaugen usw. Der einzige Vorteil bei der „handgeführten“ Technik besteht darin, daß sie die volle Aufmerksamkeit des Assistenten erfordert und diese Teilnahme ihm ein systematisches Erlernen der Verfahrensweisen erlaubt (s. Kap. 1).

Assistenz in der laparoskopischen Chirurgie

Ohne Sicht auf das Op-Feld ist die Mitwirkung des chirurgischen Assistenten begrenzt. Einen ersten Fortschritt bzgl. dieser Problematik brachte der Beamsplitter. Nachdem er mit dem Laparoskop gekoppelt ist, erlaubt er ein simultanes Sehen des Operateurs über die Optik und des Assistenten über den optischen Arm, der mit der Stablinse gekoppelt ist. Dieses System ist aber schwerfällig, begrenzt die Beweglichkeit des Laparoskops und erlaubt keinem des übrigen Op-Personals, der Operation zu folgen. Dieses System wurde durch die Kompakt-Mikrochip-Videokamera verdrängt. Eine Tatsache, die den Aufschwung der laparoskopischen Chirurgie entscheidend mitbeeinflußt hat. Eine gute Sicht auf das Operationsfeld (für den Assistenten oftmals besser als bei der offenen Operation) ist hierbei allen möglich. Hierdurch wird eine bessere Vorausplanung von Instrumentation und Geweberetraktion gewährt, wodurch wiederum die Organdarstellung verbessert wird. Der Beamsplitter ist jedoch immer noch nützlich, da er beides, Bildschirmblick und direkte Endoskopie, durch das Teleskop ermöglicht. Heute wird der starre optische Arm mit einem 80:20 Beamsplitter für die Photographie benutzt.

Vorgehen bei plötzlichem Kollaps des Patienten

Meldet der Anästhesist Schwierigkeiten, einen Blutdruckabfall oder plötzlichen Herzstillstand, sollte der Chirurg immer die Möglichkeit der Verletzung eines großes Gefäßes in Betracht ziehen. Obwohl die Mortalität bei laparoskopischen Eingriffen gering ist (1:100 000), ist eine große Zahl dieser Toten auf einen nicht diagnostizierten Blutverlust zurückzuführen. Der Anästhesist wird sich natürlich mit den Ursachen des Problems in seinem Aufgabengebiet beschäftigen, z.B. Medikamentenauswirkungen, kardiale Arrhythmien, Gasembolie, Pneumothorax etc. Die retroperitoneale Blutung (im Allgemeinen rührt die Blutung von der Nadel oder Instrumenten her) wird nicht sichtbar sein, wenn nicht speziell nach ihr gesucht wird. Andere Ursachen eines plötzlichen Kollapses, z.B. kardiale Arrhythmien, Gasembolie oder Spannungs-Pneumothorax verlangen eine völlig andere Vorgehensweise. Andererseits ist ein sofortiges Erkennen eines akuten Blutverlustes als Ursache des kardiovaskulären Kollapses, mit entsprechender chirurgischer Intervention, lebensrettend. Folgende Schritte werden beim Eintreten eines plötzlichen Kollapses vorgeschlagen:

1. Sofortiges Abbrechen der Gasinsufflation und Reduktion des intraabdominellen Druckes auf 8 mmHg;
2. Sofortige Rundblickinspektion der Bauchhöhle, um eine retroperitoneale Blutung auszuschließen;
3. Findet sich eine Blutung oder ein ausgedehntes Hämatom: sofortige Medianschnitt-Laparotomie und Kompression der Aorta oder der verletzten Gefäße;
4. Absaugen des Blutes, Darstellen und Abklemmen des verletzten Gefäßes. Falls nötig muß die Blutung allein durch Kompression kontrolliert werden, bis der Anästhesist den Blutverlust ersetzt hat;
5. Hinzuziehen eines Gefäßchirurgen als Assistenz.

Spezifische Organdarstellung und Retraktion

Hierbei gilt die gleiche Vorgehensweise wie in der offenen Chirurgie. Trotz der Begrenzung der Tiefenwahrnehmung durch die monokulare Sicht muß eine sehr gute

Sicht auf die relevante Anatomie sichergestellt sein. Ist das nicht der Fall, wird ein Übernehmen der im folgenden beschriebenen Technik hierzu beitragen. Große Sorgfalt muß beim Einführen und dem Gebrauch spitzer Instrumente geübt werden, um Organverletzungen zu vermeiden. Wurde ein Instrument über den Trokar zurückgezogen, sollte dieser in seiner Stellung verbleiben, bis das neueingeführte Instrument im Operationsgebiet erscheint. Ebenso sollten die Instrumente mühelos und ohne Stop gleiten. Auf keinen Fall darf Gewalt angewandt werden. An dieser Stelle sollte noch einmal mit Nachdruck darauf hingewiesen werden, daß das Einbringen aller scharfen Instrumente über das Ende des Trokars hinaus optisch bis zum Erreichen des Operationsfeldes kontrolliert sein sollte. Dies ist der sicherste Weg eine instrumentelle Verletzung der Organe außerhalb des Gesichtsfeldes zu vermeiden.

Gasleck

Für einen reibungslosen Operationsablauf ist die Aufrechterhaltung eines konstanten Pneumoperitoneums eine unabdingbare Voraussetzung. Dies kann zum einen dadurch erreicht werden, daß Trokare und Instrumente gut abgedichtet sind, wodurch Gaslecks vermieden werden, andererseits durch den Gebrauch elektronischer High-Flow-Insufflatoren, die die erforderliche Gaswiederauffüllung gewährleisten. Die 5 mm-Instrumente können in den 11 mm-Trokar eingeführt werden, wenn sie zuvor in den Appendixextraktor geschoben werden, der als Reduzierhülse fungiert. Während des Absaugens geht eine große Menge an CO_2 verloren, was ein schnelles Wiederauffüllen durch maximale Leistung des Insufflatorsystems erfordert, da ansonsten der Gasausstrom zu einem Absacken der vorderen Bauchwand und entsprechendem Sichtverlust führt.

Retraktion durch Instrumente

Obwohl die Techniken der Retraktion in der Laparoskopie andere als in der offenen Chirurgie sind, finden die Prinzipien von Zug und Gegenzug zur Darstellung der Gewebeflächen auch hier Anwendung. Es ist überraschend, wie gut dies funktioniert. Viel kann hierbei durch die richtige Lage der Trokare erreicht werden, indem eine Optimierung der Retraktion durch die durch sie eingeführten Instrumente erreicht wird, wodurch sich eine ausgezeichnete Sicht auf das gewünschte Organ erzielen läßt.

Eine einfache Sonde mit einer glatten Oberfläche und einer abgerundeten Spitze ist für die Manipulation an bröckligem Gewebe nützlich. Es gibt eine große Anzahl von Gewebehaltezangen, solche mit atraumatischem Ende (dazu gehören diejenigen zum Fassen des Darmes) bis hin zu schweren und scharfen Zangen. Das vorsichtige und schrittweise Anheben des Gewebes mit zwei Instrumenten (durch separate Trokare) ist die Voraussetzung für die Manipulation.

Schwerkraft

Aufgrund ihrer verschiedenen peritonealen Befestigung, können die abdominellen Organe durch Kippen des Tisches (sei es in Kopf-Hoch-Lage für Oberbauchchirurgie oder Kopf-Tief-Lage für das Arbeiten im Becken) unterschiedlich bewegt werden. Eine Seitkippung des Tisches hilft, diese Darstellung noch zu verbessern. Es muß darauf geachtet werden, daß das Becken ausreichend befestigt wird, um ein Wegrutschen des Patienten auf dem schräggestellten Op-Tisch zu verhindern. Dies erreicht man am besten durch das Anlegen eines Becken-Sicherheitsgurtes oder durch Stützen. Abgesehen von der Gefahr, vom Tisch zu rutschen, können geringgradige Verschiebungen zum Druck auf verletzliche Knochenpunkte und Nerven führen.

Anheben des ligamentum falciforme

Diese einfache Technik hilft, die Darstellung im Gebiet der Pfortader zu verbessern. Eine atraumatische, gerade 60 mm-Nadel mit einem 0-er Prolenefaden wird links der linea alba im oberen Abdomen eingestochen. Unter optischer Kontrolle wird die Nadel auf der linken Seite des ligamentum falciforme in die Bauchhöhle vorgeschoben. Die Nadel wird dann mit dem 5 mm-Nadelhalter gefaßt und unter dem Ligament hindurch auf die rechte Seite geführt. Nachdem die Nadel das Hautniveau durchdrungen hat, wird der Faden gefaßt und herausgezogen. Die beiden Enden werden verknotet und fungieren als Schlinge, die das ligamentum falciforme hochzieht. Es muß darauf geachtet werden, nicht zu fest zu knoten oder die Schlinge zu stark hochzuziehen, da sonst Fett und Blutgefäße durchschnitten werden könnten und ein Hämatom verursacht würde. Die Schlinge um das ligamentum falciforme verursacht zusätzlichen Zug auf das ligamentum teres hepatis und hilft somit, die Leber anzuheben, wodurch der subhepatische Raum geöffnet wird. Ein anderer Vorteil dieser Technik besteht darin, daß ein zusätzlicher Trokar in den oberen linken Quadranten eingeführt werden kann, ohne daß die Instrumente beim Eingehen und Zurückziehen mit dem ligamentum falciforme in Berührung kommen.

Magensonde

Ein geblähter Magen behindert die Darstellung des Oberbauches erheblich. Eine großlumige Magensonde sollte daher in allen Fällen vor dem Anlegen des Pneumoperitoneums gelegt werden. Zusätzlich wird hierdurch das Risiko einer Penetration des gasgefüllten Magens mit der Veressnadel verkleinert. Während der Extubation ist das Risiko des Erbrechens und der Aspiration von Mageninhalt herabgesetzt. Die Magensonde sollte entfernt werden, bevor der Patient den Op-Saal wieder verläßt.

Peritoneale Lavage und Absaugvorrichtung

Einer der Hauptvorteile der laparoskopischen Chirurgie besteht im Vermeiden von Auskühlung und Austrocknung des Darmes. Das Milieu innerhalb des Pneumoperitoneums ist mit Wasserdampf gesättigt. Die Lavage von Blut und Gewebefetzen kann leicht mit einem passenden Rohr durchgeführt werden. Die instillierte Kochsalzlösung sollte auf 37° C erwärmt sein. Dies geschieht am einfachsten mit dem Aquapurator und einem 37° C warmen Bad, in das die Kochsalzflaschen gestellt werden. Fehlt diese Ausrüstung oder eine weiterentwickelte fußbetriebene Rollen-Pumpe, kann erwärmtes Kochsalz auch mit einer Fenwell-Druckmanschette bei einem Druck von 200 mmHg instilliert werden. Das gleiche Rohr wird zum Absaugen von Blut, Kochsalz, Eiter und verlorenen viszeralen Gewebeanteilen benutzt, wobei ein gewöhnliches Sauggerät ausreicht.

Das ideale Saug-Spül-Rohr hat mit der Fingerspitze zu bedienende Ventile (mechanisch oder elektronisch). Hiermit wird einhändiges Arbeiten ermöglicht, sowohl bei Spülung als auch Saugung. Die andere Hand ist zum Zurückhalten von Gewebe frei. Wird Netz oder anderes Gewebe während des Absaugens im Rohr festgesogen, kann dieses durch Öffnen des Spülventils wieder geöffnet werden.

Gewebedissektion

Stumpfe Präparation

Wie bei der offenen Chirurgie sind verschiedene Methoden der Präparation von Gewebeflächen gebräuchlich. Da bei der laparoskopischen Chirurgie sogar kleine Blutverluste die Sicht merklich beeinträchtigen, ist ein sehr sorgfältiges, blutarmes Präparieren wesentlich und beschleunigt paradoxerweise das Vorgehen. Ein stumpfes Präparieren älterer Adhäsionen ist mit glatten Instrumenten leicht durchführbar. Mit einem Stieltupfer, der mit einer Faßzange gehalten wird und durch den 11 mm-Trokar, nach Einbringen des Appendixextraktors, eingeführt wird, kann man diese Präparationsweise durchführen.

Eine andere Technik, Gewebeflächen sanft zu trennen, besteht in der Benutzung der Lavagekanüle mit einem Hochdruckstrahl von warmer Kochsalzlösung. Diese Wasserstrahlpräparation kann insbesondere bei der Trennung entzündeter Organe hilfreich sein. Auch bei anderen Gewebeflächen kann der Flüssigkeitsstrahl eingesetzt werden, z. B. für die Dissektion der seitlichen Beckenwand, wofür ein kleiner Schnitt in das Peritoneum gemacht wird und der Strahl mit Kochsalzlösung unter das Peritoneum gerichtet und infiltriert wird, um die stark fetthaltigen Faszienflächen anzuheben. Dies ermöglicht dann eine Präparation und Isolation von Gefäßen, Nerven und dem Ureter. Es bietet ferner die Voraussetzung, ein scharfes Präparieren schonender zu gestalten (z. B. Lymphknotenextirpation).

Scharfes Präparieren

Durch den 5,5 mm-Trokar können verschiedene Arten von Skalpellen eingeführt werden. Es muß während des Eingehens große Sorgfalt angewendet werden, um eine Organverletzung zu vermeiden. Auch muß das Einführen von Messern über den Arbeitstrokar unter Sichtkontrolle erfolgen, um das Risiko einer versehentlichen Organverletzung außerhalb des Gesichtsfeldes möglichst klein zu halten. Die Präparation mit dem Skalpell ist aufgrund der offensichtlichen Risiken in der laparoskopischen Chirurgie wenig gebräuchlich.

Präparation mit der Schere

In jüngster Zeit hat es einen deutlichen Fortschritt in der Entwicklung verschiedener Scheren gegeben. In verschiedenen Größen verfügen sie über einen Einfach- oder Doppelmechanismus. Erstere haben nur eine bewegliche Klinge, während beim Doppelmechanismus beide Klingen beweglich sind. Eine große, gerade Schere mit stumpfer Spitze ist für den 11 mm-Trokar erhältlich.

Ähnliche, aber feinere Scheren für den 5,5 mm-Trokar sind für die allgemeine Präparation gut geeignet, ähnlich der Metzimbaum- oder Macindoe-Schere in der offenen Chirurgie. Spitze, gerade oder gebogene Mikropräparationsscheren erlauben ein exaktes Arbeiten, insbesondere wenn die Optik nahe heran geführt wird, um die präparierten Strukturen zu vergrößern. Wir bevorzugen eine beidhändige Präparation mit der Schere, da es der gewohnten chirurgischen Fertigkeit (mit der die meisten Chirurgen vertraut sind) am nächsten kommt. Der Gebrauch isolierter Instrumente erlaubt die monopolare Koagulation kleiner Gefäße, wodurch die Präparation ohne Verzögerung vonstatten gehen kann. Eine wiederholte Elektrokoagulation führt allerdings zum Abstumpfen der Scherenschneide.

Präparation mit dem Elektrokauter

Bei der Präparation mit monopolarem Strom ist bezüglich der Isolation besondere Vorsicht geboten (s. u.). Ein hierfür geeignetes Instrument ist das isolierte, elektrochirurgische Hakenmesser. Der Haken wird hierbei einerseits zur Präparation, andererseits zum Anheben des gewünschten Gewebes benutzt, bevor der Strom zur Koagulation oder zum Schneiden aktiviert wird. Es ist sicherer, mit dem runden Teil des Hakenmessers zu schneiden, da hierbei das Risiko einer Perforation kleiner ist. Die Hakenspitze sollte nur zum Anheben, zur stumpfen Präparation und zur Elektrokoagulation benutzt werden. Vorsicht ist angebracht, da Gewebeflächen durch den Karbonisationsprozeß bei gleichzeitiger Gewebekontraktion undeutlich zur Darstellung kommen können. Ein unbeabsichtigtes Verwickeln der Spitze des Hakenmessers im Netz oder in anderem Gewebe kann ebenfalls Probleme aufwerfen, wobei durch die L-förmige Messerausführung, als Variante des gebogenen Messers, dieses Problem klein gehalten wird.

Laserpräparation

Die Präparation mit dem Laser ist zweifelsohne elegant, blutarm und schnell. Das geeignete System für die laparoskopische Chirurgie ist der KTP/532-Laser, ein Feststoff-Laser mit einem Kalium-Titan-Phosphat-Kristall, mit einem sehr energiereichen, sichtbar grünem Licht. Er kann als kontaktloser Strahl oder in direktem Kontakt in Form der blanken Faser oder mittels spezieller Hand-Endstücke angewandt werden. Da durch das direkte Anwenden am Gewebe eine große Energiedichte resultiert, ist diese Anwendungsform präzise und benötigt weniger Leistung des Lasergerätes, um den gleichen Effekt wie beim freien Laserstrahl zu erzielen. Daher ist er für die laparoskopische Arbeit ausgezeichnet geeignet. Der andere Vorteil des Kontaktlasers in der chirurgischen Praxis liegt darin, daß die taktile Rückkoppelung erhalten bleibt, die für den Chirurgen so wichtig ist. Durch Regulation der Leistungsstärke (Watt) kann die Punktgröße, durch Änderung der Expositionsdauer, Koagulation, Schneiden und Verdampfen mit dem KTP-Laser durchgeführt werden. Die empfohlene Leistung für die laparoskopische Cholezystektomie, bei der der Laser zum Schneiden des ductus cysticus und der arteria cystica und bei der Dissektion der Gallenblase aus dem Leberbett verwendet wird, beträgt 15 W bei Einstellung auf Dauerbetrieb.

Ungeachtet ihrer Vorteile ist die Laserdissektion nicht für alle laparoskopisch chirurgischen Verfahrensweisen unbedingt notwendig oder wünschenswert. Ohne Zweifel gibt es auch Nachteile beim Gebrauch des Lasers. Hierzu zählt in erster Linie die Sperrigkeit der gebräuchlichen Gerätetypen (in dem ohnehin schon vollen Op-Saal), wodurch ein zusätzliches Risiko für Patient und Personal besteht. Ferner verbietet sich ein direktes Sehen durch das Teleobjektiv während des Lasergebrauchs, wegen der retinalen Schädigungsmöglichkeit. Im übrigen gibt es noch keine Information über mögliche Langzeitschäden des Laserlichtes auf die peritoneale Auskleidung, weswegen vielleicht erst Tierversuche durchgeführt werden sollten, bevor der breite Gebrauch empfohlen wird.

Es gibt Verfahrensweisen, die durch die Laserdissektion zweifelsfrei erleichtert werden, z. B. die Präparation vaskularisierter Flächen. In anderen Situationen ist es unlogisch, Operationsschritte mit dem Laser durchzuführen, wenn diese schneller und sicherer mit der Schere ausgeführt werden können. Ein Beispiel hierfür ist die Durchtrennung des ductus cysticus und der arteria cystica mit KTP-Laser während der laparoskopischen Cholezystektomie.

Blutstillung

Die Kontrolle von Blutungen in der laparoskopischen Chirurgie kann mit Koagulation, Clip oder Setzen von Ligaturen erfolgen.

Elektrische, thermische und Laserkoagulation

Zur Zeit gibt es drei Methoden der Koagulation. Die monopolare Koagulation mit isolierten Instrumenten kann mit der Ausrüstung, die in den meisten Operationssälen vorhanden ist, durchgeführt werden. Die Einstellung des Gerätes muß hierbei so niedrig sein, wie dies praktisch möglich ist und die Kapazität sollte 100 W nicht übersteigen (bei gleichzeitiger Vollisolation des Gerätes). Es muß darauf geachtet werden, daß die Isolation der Instrumente intakt bleibt, um ein Stromleck am Trokar zu vermeiden. Im übrigen gibt es grundlegende physikalische Besonderheiten des hochfrequenten Wechselstromes, weswegen einige Chirurgen annehmen, daß der Weg des Stromes durch den Körper nicht vorhersehbar sei. Daher sei er auch in der Lage, Verletzungen weitab des Koagulationsgebietes zu verursachen. Eine sehr einfache Sicherheitsmaßnahme besteht in der sorgfältigen Beobachtung des Koagulationsgebietes. Kommt es trotz des eingeschalteten Geräts nicht zu lokalen Wirkungen, sollte die Elektrokoagulation unverzüglich gestoppt und alle Verbindungen und Isolationen überprüft werden.

Bipolare Pinzetten mit entsprechenden Generatoren sind ebenfalls erhältlich und bieten eine sichere Alternative. Eine Isolation des Instrumentes ist erforderlich.

Eine andere Methode, die von einigen favorisiert wird, ist der Endokoagulator, dessen Spitze elektronisch regulierbar auf 100° – 120° erhitzt werden kann. Die Instrumente sind autoklavierbar. Die Koagulation kann auch mit dem KTP-Laser, wie oben beschrieben, durchgeführt werden.

Clips

Nicht absorbierbare Metallclips sind in verschiedenen Größen erhältlich. Wie in der offenen Chirurgie ist die Wahl der richtigen Clipgröße eine wichtige Frage. Vorsicht ist während ihrer Applikation geboten. Ein zweiter Clip sollte angewandt werden, wenn es notwendig erscheint. Der Clipapplikator muß vor seinem Gebrauch daraufhin untersucht werden, daß er über eine gasdichte Schleuse durch den Trokar eingeführt werden kann. Ein vorgeladener Clipapplikator mit automatischer Clipfreigabe in die Clipzangen ist seit kurzem erhältlich (Endoclip, American AutoStapler). Dieses Instrument erlaubt ein schnelles präzises und wiederholtes Clippen ohne Notwendigkeit das Instrument zum Neubestücken herauszuziehen, wodurch das Verfahren beträchtlich beschleunigt wird. Eine der Einschränkungen bei der Verwendung von Clips besteht in ihrer Eigenschaft abzurutschen, insbesondere wenn sie in Bezug zur Struktur nicht die richtige Größe haben oder nicht im 90°-Winkel zu ihrer Längsachse gesetzt werden und Zug auf die geclippte Struktur ausgeübt wird. Desweiteren interagieren sie mit CT und Kernspintomographie.

Absorbierbare Polydioxanonclips bieten eine interessante Alternative zu den Metallclips. Ihr laparoskopischer Einsatz ist durch die hierfür erhältlichen Applikatoren möglich. Auch bei ihrem Gebrauch ist die Wahl des Clips entsprechend der Stumpfgröße entscheidend. Ist der verwendete Clip zu klein, wird der Verschlußmechanismus nicht funktionieren. Ist andererseits der Clip zu groß, wird er nicht sicher verankert und neigt zum Abrutschen. Die Absorptionszeit für diese Clips beträgt etwa sechs Monate. Unsere Erfahrungen mit den absorbierbaren Clips sind beschränkt, da die bei uns benutzten Applikatoren nicht zuverlässig funktonierten.

Ligaturen

Die Beschäftigung mit der Knotentechnik innerhalb der laparoskopischen Chirurgie begann Mitte der siebziger Jahre.

Vorgefertigte Endoschlingen

Die innerhalb dieser Technik zum erstenmal eingesetzte Endoschlinge war aus Darm (Ethikon) und basierte auf einem Schiebeknoten, der erstmals von Röder 1918 für den Gebrauch während der Tonsillektomie beschrieben wurde (Abb. 3.7). Sie ist vorgefertigt und das lange Ende der Endoschlinge wird durch eine Schiebehülse gezogen. Der Nahtapplikator wird mit der Endoschlinge bestückt und diese

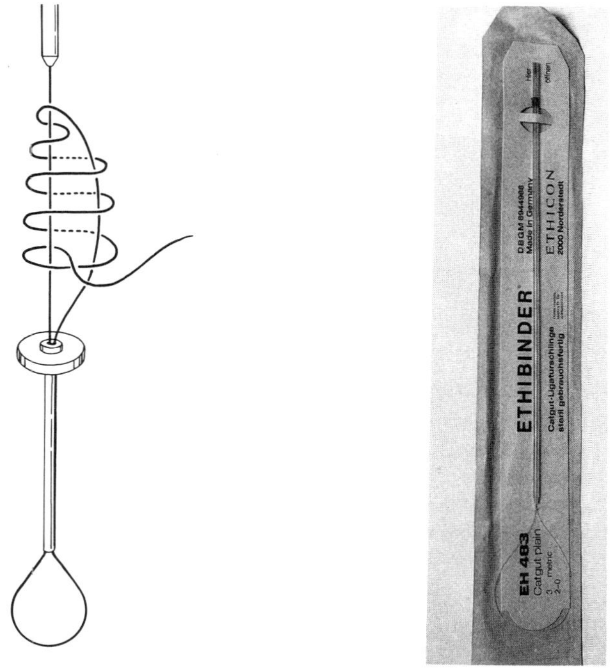

Abb. 3.7. Links: Schema zum Anlegen des Rödergleitknotens
Rechts: Vorgefertigte Catgut-Endoschlinge basierend auf dem Röderknoten (Ethicon)

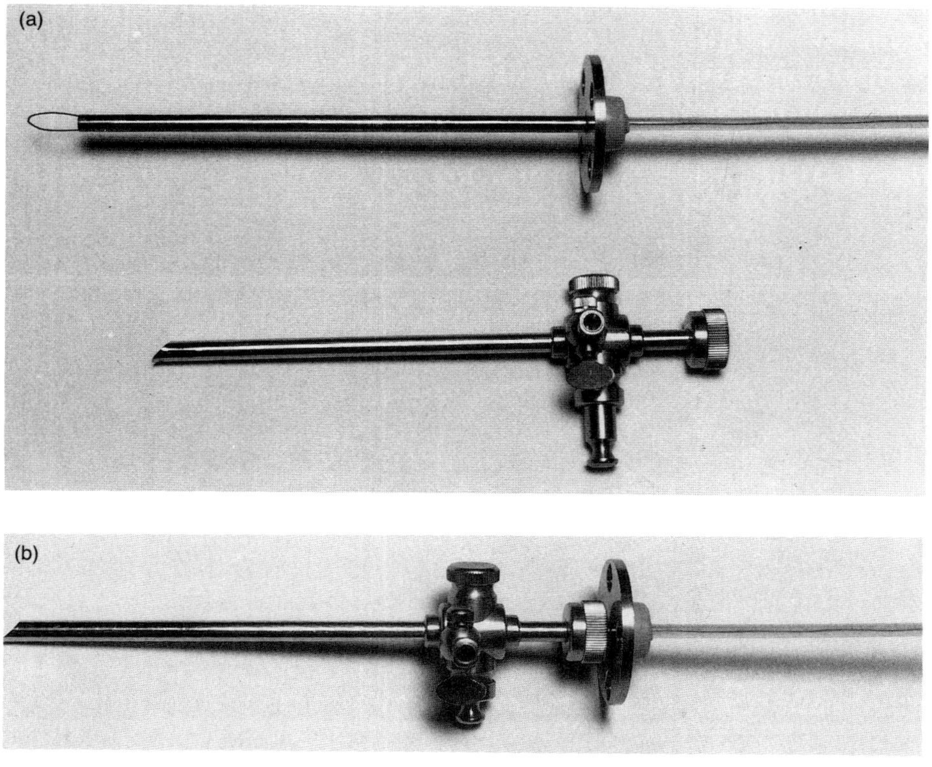

Abb. 3.8. Die Endoschlinge ist im Nahtapplikator eingeführt (a) und wird in den 5,5 mm-Trokar eingesetzt (b)

dann in den 5,5 mm-Trokar eingeführt (Abb. 3.8). Nachdem die Schlinge um den Stumpf oder das zu ligierende Gewebe plaziert ist, wird der Knoten unter Sicht mit der Schiebehülse angezogen, bis er fest sitzt. Für diese Ligaturtechnik ist Catgut das geeignete Material, da es einem Abrutschen besser als alle anderen Nahtmaterialien entgegenwirkt. Zusätzlich schwillt das Material durch Hydratation (in vivo) an, wodurch die Festigkeit des Knotens noch verbessert wird. Dieser Vorteil des Anschwellens mittels Hydratation findet sich auch (in abgeschwächter Form) bei Seide. Die Catgut-Röderschlinge kann für Gefäße bis zu einem Durchmesser von 3 mm sicher angewandt werden. Dies ist durch unsere eigenen Studien (s. u.) sowie Erfahrung in ihrem Gebrauch bei gynäkologischen Operationen, die seit 1977 in Kiel durchgeführt werden, belegt. Für große Gefäße wird von den Kieler Kollegen die Applikation von drei Schlingen vorgeschlagen, um zusätzliche Sicherheit zu gewinnen. Ein mit einer Chrom-Catgut-Schlinge bestückter Nahtapplikator sollte auf dem Instrumentiertisch der Op-Schwester stets bereit liegen, um bei einer unerwarteten Blutung sofortige Anwendung finden zu können. Die Alternative in einer solchen Situation läge in der Applikation eines Metallclips des blutenden Gefäßes.

Ligatur nicht durchtrennter Blutgefäße durch den Gebrauch des extrakorporalen Röderknotens

Wie auch in der offenen Chirurgie ist es sicherer, ein Gefäß zuerst zu ligieren und anschließend zu durchtrennen. Dies ist mit einer vorgefertigten Endoschlinge nicht möglich. Zu diesem Zweck wird eine Catgut-Naht durch die Schiebehülse, die sich im Nahtapplikator befindet, vorgeschoben. Die einzelnen Schritte dieser wichtigen Technik sind in Farbabb. 3.3a – i dargestellt. Zur Durchführung dieser Verfahrensweise werden zwei Nadelhalter benötigt. Ein 3 mm-Nadelhalter, der sich zusammen mit der Naht im Nahtapplikator befindet, wird ohne Beteiligung der Schiebehülse zum Fassen des Fadenendes verwendet und zusammen mit dem Nahtapplikator in den 5,5 mm-Trokar eingeführt. Das Nahtende wird mit dem Nadelhalter um den vorgesehenen Stumpf geführt und mit einem 5 mm-Nadelhalter, der über einen anderen Trokar eingeführt wurde, so lange gefaßt, bis er wieder vom 3 mm-Nadelhalter übernommen und nach außen durch den Nahtapplikator herausgezogen werden kann. Um einen Gewebeschaden durch die Naht während des Herausziehens zu vermeiden, wird der 5 mm-Nadelhalter in die Schlinge gelegt, um Spannung und Reibung am Gefäß zu vermeiden. Findet sich das Fadenende außerhalb des Trokars, wird dieser vom Assistenten mit dem Finger zur Verhinderung eines Gaslecks zugehalten. Der Röderknoten wird geknüpft, angezogen und anschließend unter optischer Kontrolle durch die Schiebehülse an seinen gewünschten Platz gebracht. Anschließend wird der Faden mit der Hakenschere abgeschnitten. Um die Sicherheit des Röderknotens zu prüfen, haben wir Experimente bezüglich der Spannung durchgeführt, bei der der Röderknoten an den Blutgefäßen abrutscht. Tabelle 3.1 zeigt die Spannungswerte, der die Ligaturen während einer in vivo Perfusion der Blutgefäße ausgesetzt waren.

Wir testeten die Sicherheit des Röderknotens, indem wir die Schlinge zerschnitten und die zwei Enden auseinanderzogen, um somit die Belastung zu bestimmen, die zu einem Abrutschen führt. In Alkohol eingelegte Catgut-Nähte wurden geöffnet und für zehn Minuten getrocknet, bevor sie verknotet wurden. Trocken verpacktes steriles Catgut für die laparoskopische Ligatur ist kommerziell erhältlich. Es ist der normalerweise erhältlichen, alkoholver-

Tabelle 3.1. Vergleich von gemessenen zu errechneten Werten für die Ligaturspannung an Blutgefäßen, die mit Drucken von 200 cm H_2O (147 mm Hg) perfundiert werden

Gefäßdurchmesser (mm)	Radius an der Ligatur (mm)	Ligaturspannung (Gewicht in g) gemessen	berechnet (*)
Venen:			
2.6	0.40	2.3	1.4
3.7	0.40	4.0	2.0
6.0	0.75	10.6	6.0
8.0	0.70	14.0	7.5
9.4	0.80	18.0	10.0
Arterien:			
4.4	0.90	9.6	5.3
4.5	0.75	8.3	5.0
6.2	0.90	17.6	7.5
9.0	2.15	55.0	26.0

Werte der gemessenen Ligaturspannung sind ein Mittel aus drei Werten
(*) Die berechneten Spannungswerte sind nach der Formel $T = 3/2\ pr\delta$ (p = Druck im Gefäß, r = Radius des Gefäßes und δ = Radius des Gefäßes am Ligaturpunkt errechnet.

packten Variante vorzuziehen, da seine Starrheit durch Verdrehen und Verwirren beim Herabziehen des Knotens abnimmt. In unseren Experimenten wurde die in vivo Hydratation des Knotens durch Einlegen in Schafamnionflüssigkeit simuliert. Die Ergebnisse der Studie sind in Tabelle 3.2 aufgezeigt.

Tabelle 3.2. Röderknoten: notwendige Spannung, um ein Gleiten zu verhindern

Naht-Typ	Spannung (Gewicht in g, Mittel und Streuung) sofort	nach Hydratation (48 h)
00/Chromcat	1125 (750–1575)	1100 (750–1400)
0/Chromcat	1125 (225–2700)	1700 (1500–1875)
0/Plain gut	2000 (650–2450)	1800 (1575–2000)
1/Chromcat	1400 (700–3050)	1650 (1150–1950)
1/Trocken Plain gut	475 (275–550)	3175 (2150–4000)
00/Polyglactin	300 (150–800)	325 (225–575)

Trockener Catgut schnitt hierbei am besten ab. Die Sicherheit des Knotens wurde nach der Hydratation aufgrund der Materialschwellung auf das sechsfache erhöht.

Die gemessene Spannung einer kleinen Arterie beläuft sich demnach nur auf einige Gramm. Die kalkulierte Spannung des ductus cysticus (unter der Voraussetzung eines 5 mm-Durchmessers, der auf 2 mm bei einem maximalen biliären Druck von 30 cm H_2O zusammengezogen wird) beträgt näherungsweise 1,1 g. Diese Daten belegen die hohe Sicherheit des Röderknotens bei der Verwendung von trockenem Chrom-Catgut.

Internes Knoten

Diese Technik wird im Zusammenhang mit dem Nähen angewandt und mit speziellen Instrumenten durchgeführt. Die Anzahl und die Art der zu legenden Knoten wird durch das Nahtmaterial bestimmt (Abb. 3.9). Internes Knoten setzt zu einer schonenden und schnellen Durchführung ein gutes praktisches Können voraus, das am besten an einem Trainingsmodell mit einem Schwamm oder reseziertem Gewebe erworben wird (s. Kap. 1). Eine alternative Methode zum internen Knoten besteht in der Applikation zusammendrückbarer Silberkügelchen (Buess), die in die Ligatur oder in die Naht eingefädelt und am gewünschten Punkt in situ breitgequetscht werden.

Gewebeadaption

Die vorgefertigte Catgut-Endoschlinge kann mit ihrer Schiebehülse auch für die Gewebeadaption Anwendung finden. Die Schlinge wird auf das Peritoneum gelegt, während ein Instrument innerhalb der Schlinge das Gewebe faßt und es hochzieht. Anschließend wird die Schlinge zugezogen

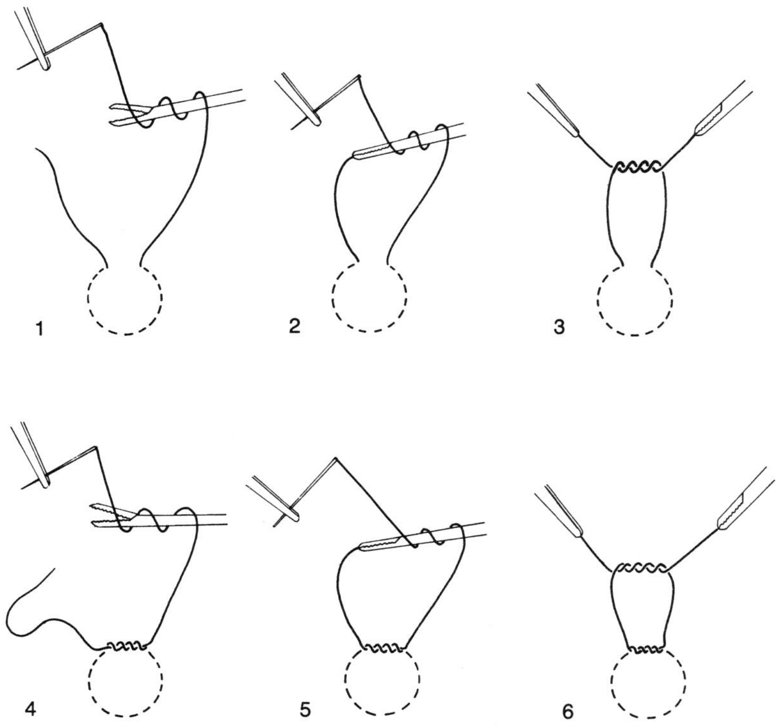

Abb. 3.9. Schematische Darstellung zur internen Knotentechnik. Die Anzahl der erforderlichen Knoten hängt vom Nahtmaterial ab

und die freien Enden abgeschnitten. Diese Technik kann beim Umgang mit frischen Perforationen, zur Sicherung der Appendixbasis während der Appendektomie etc. angewendet werden. Die Vorteile dieser Technik bestehen in der Vereinfachung und in ihrer Schnelligkeit.

Laparoskopisches Nähen

Die Nähte müssen atraumatisch und die Nadel gerade oder nur leicht gebogen sein, um sie durch den Nahtapplikator einzuführen. Zusätzlich neigt eine gebogene Nadel bei der momentanen Generation von Nadelhaltern zum Herausdrehen und gestaltet dadurch die Handhabung innerhalb der Peritonealhöhle unerwartet schwierig. Der 5mm-Nadelhalter wird zum Fassen der Nadel innerhalb des Peritoneums benutzt. Die Nadel wird durch das Gewebe geführt, mit dem 3mm-Nadelhalter zwischengefaßt und wieder mit dem 5mm-Nadelhalter übernommen. Zum Abschluß wird die Naht aus der Abdominalhöhle herausgezogen und unter Benutzung des Röderknotens geknüpft. Bei Benutzung des Fadenschiebers wird der Knoten unter Sichtkontrolle plaziert und der überstehende Faden mit der Hakenschere abgeschnitten. Eine schonende Passage der Naht durch den Nahtapparat, die, falls notwendig, durch den zweiten Nadelhalter unterstützt werden kann, ist für das externe Knoten eine wichtige Voraussetzung. Ansonsten wird die Naht in ihrer Bewegung behindert und schädigt das Gewebe, indem es dieses durchschneidet. Die komprimierbare Silberkugel-Technik ist eine schnellere Alternative sowohl zum internen als auch zum externen Knoten und wurde am Menschen durch Buess innerhalb der transanalen Rektumchirurgie ausgiebig angewandt.

Das laparoskopische Nähen setzt eine ausreichende Übung am Modell voraus. Es gibt noch ein beträchtliches Betätigungs-

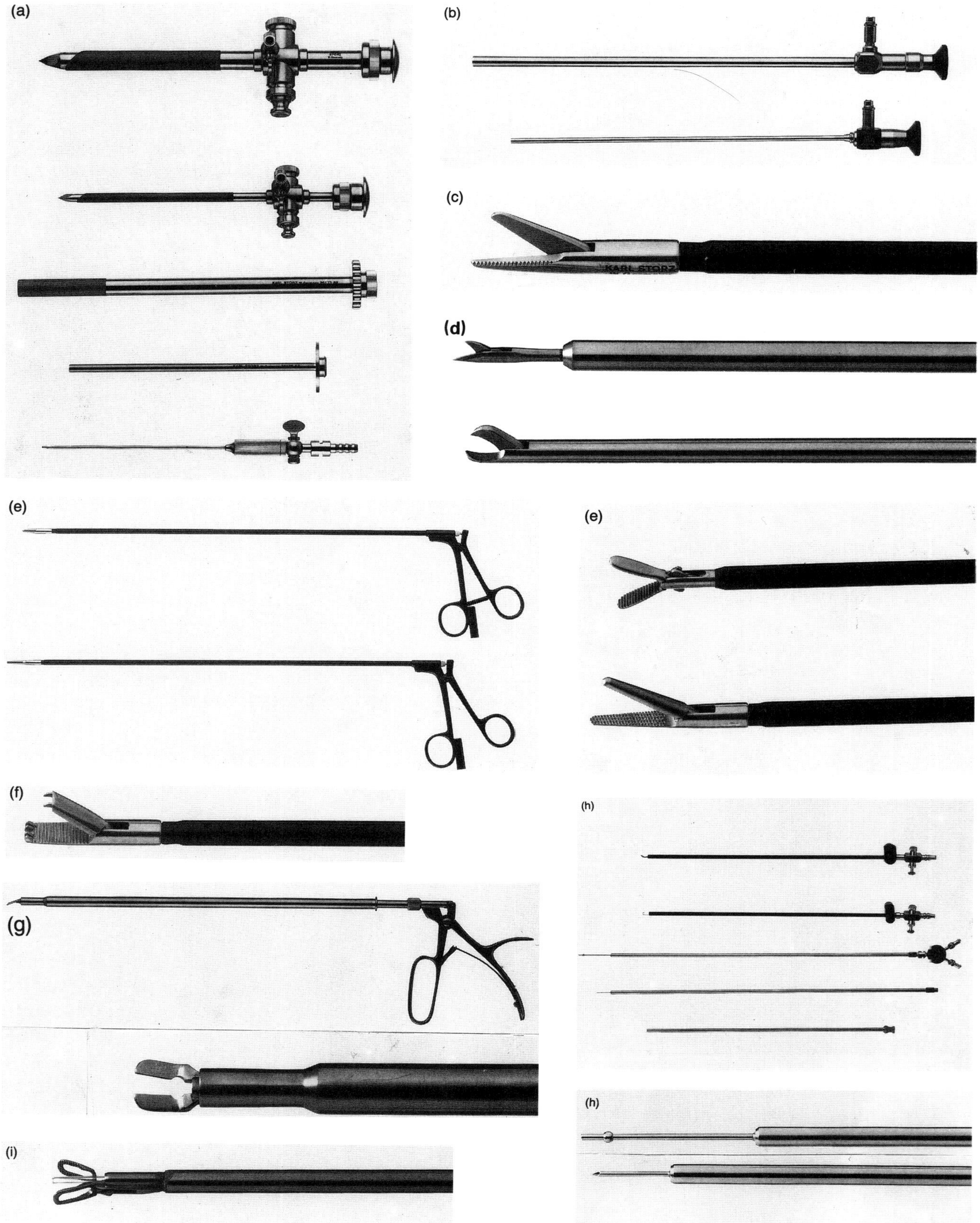
(a)
(b)
(c)
KARL STORZ
(d)
(e)
(e)
(f)
(g)
(h)
(h)
(i)

feld für die Weiterentwicklung der laparoskopischen Chirurgie in Hinblick auf atraumatisches Nähen, bezüglich der Nadeln, Nadelhalter und temporärer Verschlußtechniken (laparoskopische Organchirurgie).

Wartung, Pflege und Sterilisation der Ausrüstung

Die am häufigsten benutzten laparoskopischen Instrumente sind in Abb. 3.10 dargestellt. Sie sind sehr empfindlich und müssen mit großer Sorgfalt behandelt werden, um Schaden zu vermeiden. Der Erfolg des laparoskopischen Operierens ist zu einem erheblichen Anteil von der Verfügbarkeit aller Instrumente abhängig, die in der Reihenfolge ihres Gebrauchs angeordnet sein sollten. Im Idealfall sollte für das Reinigen, Warten und Packen eine Person verantwortlich sein. Laparoskopische Instrumente sind sicher beschädigt oder zerstört, falls sie zusammen mit großen Instrumenten der offenen Chirurgie gepackt und sterilisiert werden.

Es gibt drei Arten der Sterilisation: Gas- (Ethylenoxid), Dampf- und chemische Sterilisation. Die Gassterilisation ist zweifelsohne die beste und schonendste Methode für laparoskopische Instrumente einschließlich der Optik. Das ganze Set wird vor der Sterilisation in ein Sieb gepackt.

Das Dampfautoklavieren wird von einigen Herstellern empfohlen. Wenngleich dies für Metallinstrumente eine gute Methode darstellt, ist sie speziell für die Optik nicht so sehr geeignet. Diese kann hierbei beschädigt werden, insbesondere wenn die Abkühlungsperiode nicht sorgfältig kontrolliert wird. Nach unserer Erfahrung verschlechtern sich Optiken mit Stablinsensystem bei wiederholter Dampfsterilisation, auch wenn diese sorgfältig durchgeführt wird.

Chemische Sterilisation (Einlegen in Glutarlaldehyd) ist dann nützlich, wenn das Set bei zwei aufeinanderfolgenden Eingriffen benutzt wird oder das schnelle Sterilisieren der Kamera oder heruntergefallener Instrumente gewünscht wird. Anschließend müssen die Instrumente mit isotonischer Kochsalzlösung oder destilliertem Wasser sorgfältig abgespült werden.

Abb. 3.10a–i. Das laparoskopische Standardinstrumentarium:
(a) von oben nach unten: 11 mm-Trokar, 5,5 mm-Trokar, Reduzierhülse (Appendixextraktor), Nahtapplikator, Veressnadel
(b) 10 mm- und 5 mm-Optik
(c) Dissektionsschere mit abgerundeten Branchen zur Verwendung durch den 5,5 mm-Trokar
(d) Gebogene Mikrodissektionsschere und Hakenschere
(e) Faßzangen
(f) Schwere und traumatisierende Faßzange
(g) Clipapplikator
(h) von oben nach unten: Berci-Dissektionsspatel und Trokar isoliert, elektrochirurgisches Hakenmesser isoliert, Saugspülkanüle, Aspirations- und Injektionsnadel, gerade Kanüle zum Kathetereinführen
(i) Cholangiographiekanüle nach Olsen mit Faßzange

Kapitel 4

Technik der laparoskopischen Cholezystektomie

Patientenlagerung, Op-Anordnung, Hautvorbereitung und Abdeckung

Patientenlagerung und Operationsanordnung

Lagerung A

Der Patient befindet sich in Rückenlage (der distale Abschnitt abgesenkt), wobei die untere Extremität bei leicht gebeugten Knieen in Lloyd Davies-Steigbügeln leicht abduziert ist. Dies ermöglicht es dem Operateur, das Abdomen im Blickfeld zu haben. Das Kopfende wird um 20° angehoben (Anti-Trendelenburglagerung) (Farbabb. 4). Die Neutralelektrode der Diathermie wird unter das Gesäß plaziert und mit dem Hochfrequenzchirurgiegerät konnektiert, mit dem es einen geschlossen isolierten Stromkreislauf bildet.

Der Assistent steht an der linken Seite des Patienten und ihm gegenüber der Instrumenteur. Der Insufflator, das Saug-Spülsystem, der Optikwärmer, der HF-Generator und die Xenonlichtquelle sind rechts vom Chirurgen positioniert. Der Instrumententisch steht links des Operateurs zwischen ihm und dem Instrumenteur.

Der TV-Monitor, der mit der Endokamera verbunden ist, befindet sich rechts neben dem Patienten, so daß der Assistent und der Instrumenteur den Operationsfortgang gut verfolgen können (Abb. 4.1a). Ist ein Operationssaal nur für laparoskopische Operationen vorgesehen, dann sollte der Monitor an der Wand montiert sein mit einem Gelenkarm, um den Blickwinkel den Bedürfnissen des Teams anzupassen.

Lagerung B

Alternativ findet sich der Patient in normaler Rückenlage bei einer Tischneigung von 20° Anti-Trendelenburglagerung, wobei der Chirurg links und der Assistent rechts steht. Die beste Aufstellung in dieser Situation wird in Abb. 4.1b gezeigt. Diese Lagerung wird vom Autor bevorzugt, weil sie mehr Bewegungsspielraum ergibt und kaum zu einem Kompressionstrauma der Wadenvenen führt.

Magensonde und (Harn)Blasenkatheter

Es ist bei uns üblich, eine nasogastrale Sonde (Fr 14) zu legen, um sicher zu gehen, daß der Magen während der Prozedur ganz entleert ist, da ein gefüllter Magen das Operationsfeld verdecken kann. Sicherheitshalber wird routinemäßig ein Blasen-

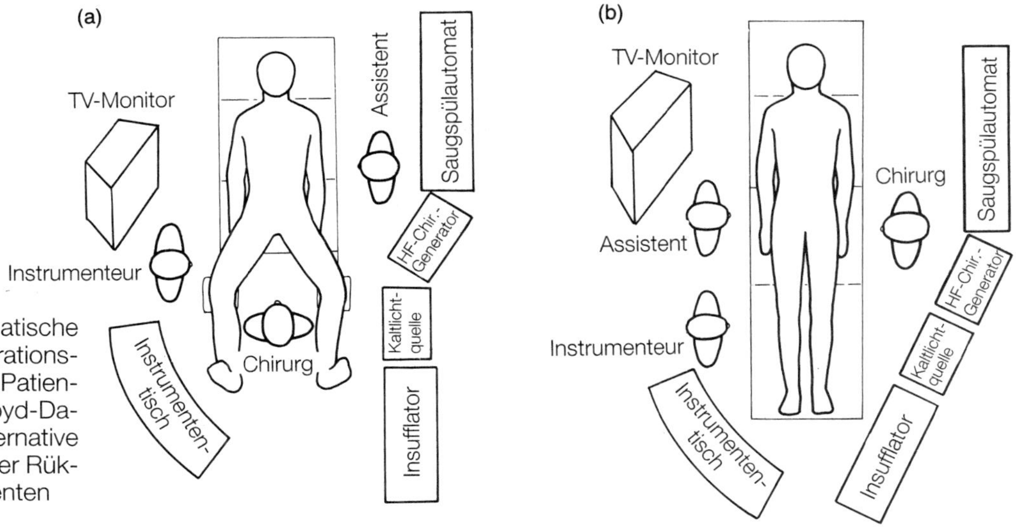

Abb. 4.1. (a) Schematische Anordnung der Operationsausstattung bei einer Patientenlagerung in der Lloyd-Davis-Stellung. (b) Alternative Anordnung bei normaler Rükkenlagerung des Patienten

katheter vor dem Einführen der Veressnadel und dem Anlegen des Pneumoperitoneums gelegt. Am Ende der Operation werden Magensonde und Blasenkatheter entfernt.

Hautvorbereitung

Die Haut zwischen Mammillen und Schamregion wird mit Chlorhexidin-Seife vorbereitet und dann mit alkoholischer antiseptischer Desinfektionslösung (oder einer anderen vom Operateur bevorzugten Lösung) behandelt. In der Lagerungsposition A sollten Abdeckungen mit integrierten Beinen und einem Bauchschlitz benutzt werden. Der zentrale Ausschnitt sollte so positioniert werden, daß eine Fläche von 6 cm unterhalb der Ecke des rechten oberen Quadranten frei bleibt (Farbabb. 4.2). Die Ecken des Tuches werden vorübergehend an die Haut angenäht. Bei dieser Operationsart ist das günstiger als die Verwendung von Tuchklemmen, insbesondere wenn eine Cholangiographie vorgenommen werden soll. Manche Chirurgen verwenden Einmalartikel. Eine Standardabdeckung wird bei Lagerung B eingesetzt.

Anlegen des Pneumoperitoneums, Einführen des Haupttrokars und Diagnostische Laparoskopie

Anlegen des Pneumoperitoneums

Die Veressnadel wird steril mit dem Insufflator verbunden. Der Hahn für die Gaszufuhr an der Nadel wird zum Ausschluß einer Blockade des Systems geöffnet und danach wieder geschlossen. Direkt subumbilikal wird in der Mittellinie eine kleine Stichinzision vorgenommen. Mit der linken Hand zieht man die Bauchdecken knapp distal infraumbilikal deckenwärts. Die Veressnadel wird so zwischen Daumen und Zeigefinger der rechten Hand gehalten, daß der Schnappmechanismus nicht behindert wird. In einem Winkel von 70°–80° oder in Richtung unterer Milzpol bzw. Zentrum des Beckens wird die Nadel eingeführt. Wir bevorzugen erstere Technik, da hierbei ein geringeres Risiko besteht, die großen Gefäße zu verletzen, da bei den meisten Patienten die Aorta und die iliaca communis nur wenige Zentimeter vom Nabel entfernt liegen. In beiden Fällen sollte der Druck vom Handgelenk aus ausgeübt werden und nicht aus der Schulter heraus, um ein plötzliches unkontrolliertes Eindringen der Nadel ins Abdomen zu vermeiden.

Mit Erfahrung spürt man, wann die Nadelspitze das vordere und hintere Blatt der Rektusscheide passiert. Der subumbilikale Zugang kann im allgemeinen bei Patienten mit typischen Narben bei Zustand nach Appendektomie und Pfannenstielschnitt sicher genutzt werden. Bei Patienten mit Narben im Bereich der Medianen oder anderen ausgedehnten Narbenbildungen auf Grund von Verwachsungen kann es jedoch Probleme geben. Bei diesen Patienten wird ein Einstichpunkt für die Veressnadel einige Zentimeter daneben gewählt. Es werden spezielle Sicherheitsvorkehrungen getroffen, um sich zu vergewissern, daß die Nadel in der freien Peritonealhöhle liegt und sich nicht in Adhäsionen verfangen hat oder sich im Darmlumen befindet (s. u.).

Gewinnt man den Eindruck, daß die Nadel intraperitoneal liegt, wird der Gashahn geöffnet und der intraabdominelle Druck am Insufflator abgelesen. Dieser muß etwa bei der Nullmarkierung liegen, wenn einer der üblichen Insufflatoren benutzt wird. Um sich zu vergewissern, daß die Nadelspitze frei liegt und nicht in einem geschlossenen Raum eingesperrt ist, wird die Nadel um ihren Drehpunkt so bewegt, daß die Spitze eine Kreisbewegung ausführt (Abb. 4.2). Bei diesem Manöver sollte sich keine signifikante Änderung des intraabdominellen Druckes zeigen; falls doch, ist dies ein Hinweis auf eine Lage der Nadelspitze in einem abgegrenzten Raum. Es wird eine Neuplatzierung der Nadel erforderlich. Die Anwendung dieser Vorsichtsmaßnahmen macht die Insufflation völlig sicher.

Falls Zweifel bestehen über die Lage der Nadelspitze, oder wenn der Operateur relativ unerfahren ist, sollte der Spritzenaspirations/-injektionstest zur Anwendung

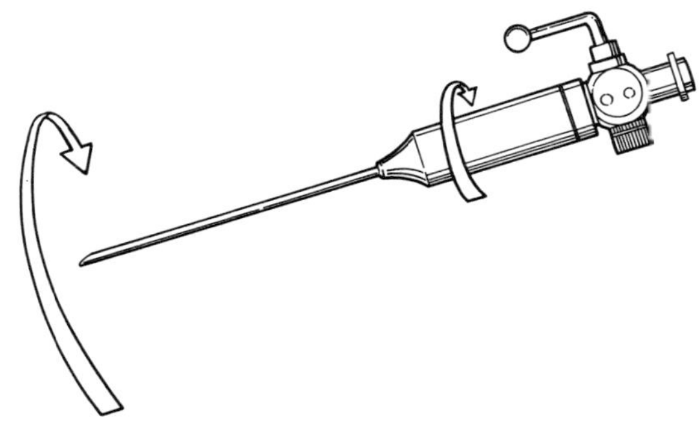

Abb. 4.2. Die Nadel wird um einen Fixpunkt, die Bauchwand, rotiert, so beschreibt das intraperitoneale Segment einen großen Kreis. Falls hierbei der intraabdominelle Druck ansteigt, muß die Nadelspitze in einem abgegrenzten Raum liegen und neu positioniert werden (aus Berci und Cuschieri 1986)

kommen. Es wird eine halb mit isotonischer Elektrolytlösung gefüllte Spritze auf die Nadel aufgesetzt. Liegt die Nadel frei intraperitoneal so steigen bei Aspiration Gasblasen in der Spritze auf. Danach wird die Lösung injiziert. Sie sollte leicht und ohne Widerstand fließen. Bei erneuter Aspiration kann die Lösung nicht wieder angesaugt werden. Eine nützliche Ergänzung zu diesem Test ergibt sich, wenn sich bei entferntem Spritzenstempel der Spritzeninhalt schnell und vollständig entleert (Schwerkrafteffekt).

Die Insufflation wird dann fortgesetzt. Es soll ein gleichmäßiges Pneumoperitoneum mit CO_2 aufgebaut und unterhalten werden mit gleichmäßigem Druck von 10–12 mmHg. Letzterer kann in modernen elektronischen High-Flow-Insufflatoren vorgegeben werden (s. u.). Während der Insufflation ist es notwendig, sich zu vergewissern, daß die Ausdehnung der Bauchdecken (durch Palpation) und die Resonanz (durch Perkussion) gleichmäßig fortschreiten und daß der intraabdominelle Druck 15 mmHg nicht übersteigt. Dehnen sich die Bauchdecken nur an einer Stelle aus, so spricht dies für die Insufflation eines abgegrenzten Raumes. In diesem

Fall wird die Insufflation abgebrochen, die Veressnadel entfernt und der Vorgang wiederholt. Ein intraabdomineller Dauerdruck über 15 mmHg vermindert den venösen Rückfluß des Blutes durch Kompression der vena cava. Nach vollständiger Insufflation wird der Gashahn der Veressnadel geschlossen und die Nadel entfernt.

Elektronischer Insufflator

Diese Maschine ist beträchtlich leistungsfähiger als der einfache Insufflator. Er ist besonders für die operative Laparoskopie geeignet, da er in der Lage ist, über lange Phasen ein konstantes druckkontrolliertes Pneumoperitoneum zu halten, trotz zwischenzeitlichen Gasverlustes, bedingt durch chirurgische Manipulation oder Instrumentenwechsel. Im Geräteinneren befindet sich ein elektronischer Regler, der den Gasfluß variieren und gleichzeitig physiologisch halten kann. Außerdem wird der intraabdominelle Druck vorgegeben. Der Kontrollmechanismus unterbricht die Gaszufuhr beim Überschreiten der Druckbegrenzung und fährt beim Unterschreiten mit der Insufflation fort.

Vor Gebrauch muß die Flowgeschwindigkeit auf 0 gestellt sein. Eine CO_2-Gas-Flasche wird an der Geräterückseite mit dem Gasanschluß konnektiert und der Hahn geöffnet. Die Manometeranzeige auf der Vorderseite des Gerätes muß im grünen Bereich liegen, andernfalls muß die Gasflasche ausgetauscht werden. Das Gerät wird dann angeschaltet, wobei die Flowanzeige noch auf „OFF" gestellt ist und Volumen „000" sowie intraabdomineller Druck „000" anzeigen. Es ist zweckmäßig, vorweg einen Check der Funktion durchzuführen. Er wird wie folgt vorgenommen: Die Druckvorwahl wird auf 10–15 mmHg und die Flowgeschwindigkeitsvorwahl auf Stufe 1 gestellt. Verschließt man den Silikonschlauch (der CO_2 zum Patienten führt) zwischen Zeigefinger und Daumen, so muß die digitale Druckanzeige mit dem vorgewählten Druck übereinstimmen. Bei erster Inbetriebnahme des Gerätes und alle 20 Arbeitsstunden muß die digitale Anzeige gegen ein externes Manometer abgeglichen werden, das am CO_2-Auslaß angeschlossen wird. Die Differenz zwischen externem Manometer und der digitalen Anzeige darf 4 mmHg nicht überschreiten.

Das Gerät wird auch zur Überprüfung der Durchgängigkeit der Veressnadel verwendet, wenn der Silikonschlauch angeschlossen ist. Zu diesem Zweck wird die Flußgeschwindigkeitsvorwahl auf Stellung „1" (1,2 l/min) und die Druckvorwahl auf 15 mmHg gestellt. Nach Öffnen des Gashahnes sollten auf dem Monitor folgende Werte zu sehen sein: Flußgeschwindigkeit ca. 1,2 l/min; Volumenanzeige „000" und Druckanzeige „000". Liegt eine Obstruktion im Bereich der Nadel oder Zuleitung dann steigt der Wert auf der Druckanzeige und die Flußgeschwindigkeit geht auf „000" zurück.

Die Veressnadel wird in der gleichen Weise eingeführt, wie oben beschrieben unter Berücksichtigung der genannten Vorsichtsmaßnahmen. Die elektronische Druckanzeige bewahrt eine Dauerkontrolle. Falls sich zeigt, daß der Druck höher ist als der vorgegebene Wert, dann deutet dies an, daß die Veressnadel nicht richtig intraperitoneal plaziert ist. Sie muß neu plaziert werden.

Zum Operationsende muß die Gaszuleitung vom Gerät entfernt werden. Die Flußgeschwindigkeitsmessung wird auf „0" gestellt und der Hahn der Kohlensäureflasche zugedreht.

Haupttrokar mit Trokarhülse

Diese Hülse hat einen Außendurchmesser von 11 mm und ist zum Einführen des Optiktrokars gedacht. Die Hülse sollte in der Ausführung mit Trompetenventil benutzt werden; sie besitzt einen Gaseinlaß mit Hahn. Der Trokar hat ein konisches Ende, das entweder glatt oder abgeschliffen (pyramidenförmig oder dreikantig) ist. Letztere Ausführung gewährt durch ihren Schneideeffekt eine besser kontrollierte Passage durch die Fascien der Bauchdekken. Der Trokar ist hohl mit einer Öffnung nahe der Spitze. Dies garantiert Sicherheit beim Eingehen mit dem Trokar (s. u.).

Eingehen mit dem Haupttrokar und der Trokarhülse

Narbenfreies Abdomen

Der beste Platz für das Eingehen ist die unmittelbare infraumbilikale Gegend. Die Hautinzision der Veressnadel wird längs oder quer auf 1,5 cm erweitert. Sie wird so tief geführt, bis das Zischen des austretenden Gases zu hören ist. Trokar mit Hülse werden so in der rechten Hand gehalten, daß das Ende fest in der Hohlhand liegt und der Zeigefinger ausgestreckt entlang der Trokarachse sich mit seiner Kuppe ca. 2,5 cm von dessen Spitze entfernt befindet (Abb. 4.6).

Die Periumbilikalregion wird mit der linken Hand kräftig nach oben gezogen, so daß sich die Bauchdecken deckenwärts spannen. Die Trokarhülse wird so in die Subumbilikalregion eingeführt, daß sie parallel der Aortenachse ins Zentrum des Beckens weist. Alternativ werden die Ekken der Wunde durch den Assistenten mit zwei kräftigen Backhausklemmen nach oben gezogen.

Aus dem Handgelenk wird unter wechselnder Rotation Druck ausgeübt, um den Trokar durch die parietalen Wandschichten zu schieben. Druck mit der Hohlhand verhindert ein Herausgleiten des Innentrokars aus der Hülse infolge des Widerstands der Bauchdecken. Die Zeigefingerkuppe wird gegen den Trokarschaft in der Nähe von dessen Spitze gepreßt. Dies wirkt als Notbremse bei plötzlichem Durchtreten des Trokars. Die Öffnung an der Trokarspitze ermöglicht einen sofortigen Gasaustritt mit hörbarem Zischen, sobald die Bauchdecke vollständig durchdrungen ist. Danach wird der Innentrokar vor dem weiteren Einschieben aus der Trokarhülse herausgezogen. Der Gasschlauch wird anschließend am seitlichen Anschluß fixiert und der Hahn geöffnet, um die Insufflation des Peritonealraumes fortzusetzen.

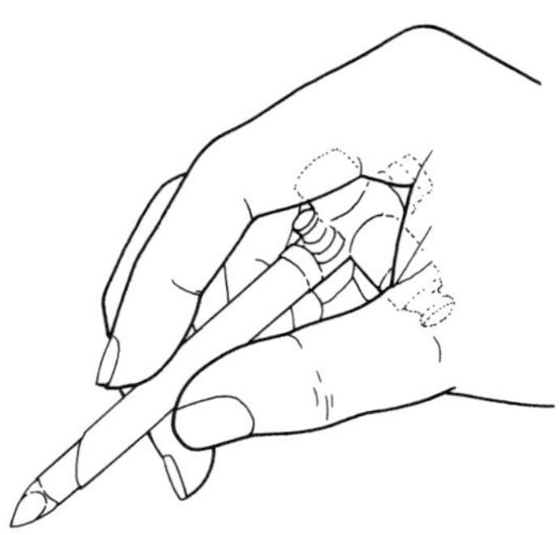

Abb. 4.3. Sicherheitstechnik für das Eingehen mit dem Haupttrokar. Der Druck auf den Trokar wird vom Handgelenk und nicht aus der Schulter heraus ausgeübt. Der Zeigefinger dient als Notbremse. Die Periumbilikalregion wird mit der linken Hand hochgehoben

Abdomen mit Narben

Obwohl die Veressnadel adhärente Darmschlingen verletzen kann, ist diese Gefahr minimal. Im Gegensatz dazu setzt die große Trokarhülse regelmäßig ausgedehnte Verletzungen im Bereich dieser festhaftenden Darmschlingen mit erheblicher Kontamination des Peritonealraumes und Blutungen, die regelmäßig eine Laparotomie erforderlich machen und zum Verlassen des endoskopischen Vorgehens zwingen. Besondere Vorsichtsmaßnahmen sind daher bei solchen Patienten erforderlich, um diese Verletzungen zu vermeiden.

Der erste Schritt, der vor dem Einführen der Trokarhülse empfohlen wird, ist die Exploration des Peritonealraumes mit der Spritze (Abb. 4.4). Unter Benutzung einer

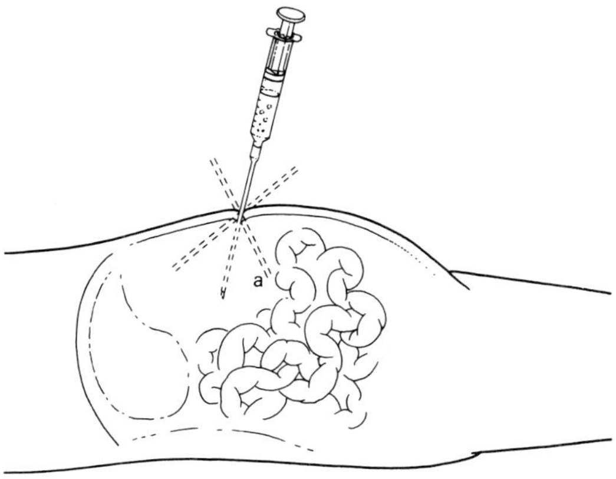

Abb. 4.4. Schematische Darstellung des Aspirationstests mit Nadel und Spritze zum Überprüfen des intraperitonealen Raumes auf Verwachsungen bei Patienten nach vorangegangenen Bauchoperationen

langen dünnen Nadel (10 cm), die auf eine 20 ml-Spritze aufgesetzt wird (halb mit isotonischer Lösung gefüllt), folgt eine Richtungssuche. Die Nadel wird in den Abdominalraum eingeführt und dann wird aspiriert; sie wird unter ständigem Sog vorgeschoben. Solange Blasen aufsteigen, kann man daraus schließen, daß die Nadel im freien Raum liegt. Sobald Gewebe (einschließlich Verwachsungen) erreicht wird, stoppt der Gasblaseneintritt. Unter Richtungsänderung der Nadelspitze kann der Peritonealraum exploriert und Verwachsungen so lokalisiert werden. Diese Information beeinflußt Einstichpunkt und die Einstichrichtung des Trokars. Eine Einschränkung dieses Tests ist, daß Gasblasen auch aus Ileum oder Kolon aspiriert werden können. Allerdings sind diese Blasenbildungen meist ungleichmäßig und führen zu einer gelb-bräunlichen Verfärbung der Lösung.

Ausgedehnte Verwachsungen

Der Aspirationstest mit der Spritze kann ausgedehnte Verwachsungen periumbilikal aufdecken, die das Einbringen des Trokars in der Standardtechnik ausschließen.

Folgende Möglichkeiten stehen dann dem Chirurg zur Verfügung:

1. Aufsuchen einer anderen Stelle für den Zugang des Trokars;
2. Aufsuchen einer sicheren Stelle unter optischer Kontrolle gemäß einer von Semm entwickelten Technik für die Pelviskopie. Dies ist in Kapitel 3 ausführlich beschrieben. Mit einer 5mm-Optik wird die hintere Rektusscheide betrachtet. Es wird eine Stelle aufgesucht mit transparentem Peritonealblatt mit feiner Gefäßzeichnung, um dann mit dem 5,5 mm-Trokar in das präperitoneale Fett einzudringen. Die Beurteilung mit einer 5 mm-Geradeausblickoptik läßt nichttransparente Stellen erkennen, was bedeutet, daß sich darunter Adhäsionen befinden. Nach Einführen der 5,5 mm-Trokarhülse kann aufgedehnt werden, um ein sicheres Einführen der 11 mm-Trokarhülse mit dem Dilatationsset zu ermöglichen.
3. Wahl der Technik in offener Laparoskopie. Die Wunde wird etwas erweitert und vertieft mit Dissektion durch alle Schichten bis zum Peritoneum. Zwischen zwei Klemmen wird dieses eröffnet, wobei im Weg befindliche Adhäsionen abgelöst werden, um dann das Einsetzen der Spezialtrokarhülse nach Hassan zu ermöglichen. Eine temporäre Tabaksbeutelnaht wird durch das umgebende Gewebe gelegt und zugezogen, um eine gute Dichtigkeit zu erhalten. Der Peritonealraum wird dann über den seitlich am Trokar befindlichen Insufflationsanschluß gefüllt. Um die Insufflation zu vervollständigen, ist eine peinlich genaue Abdichtung des Peritoneums erforderlich. Dies ist die älteste Technik, sie kann zu allererst durchgeführt werden ohne vorheriges Einführen der Veressnadel.
4. Verlassen der endoskopischen Technik im Falle von sehr ausgedehnten Verwachsungen oder bei relativ unerfahrenem Operateur.

Laparoskopische Beurteilung, Optiken und Endovideokamera

Wir benutzen 10 mm-Teleskopoptiken (Karl-Storz-Endoskope). Sie enthalten das Hopkins-Stablinsensystem und besitzen ein Lichtleitbündel, das wesentlich größer ist als bei Standardlaparoskopen. Die Glasfiberfasern können ohne Unterbrechung in das integrierte Lichtkabel weitergeführt und in die Kaltlichtquelle eingesteckt werden. Diese Anordnung schließt Lichtverluste aus, die durch Fehlkopplung von Fasern bedingt sind, die an den Kontaktflächen auftreten; dies ist bei Systemen der Fall, die ein abnehmbares Lichtkabel besitzen.

Andererseits sind Optiken mit integriertem Lichtkabel umständlich zu sterilisieren. Das Problem des Lichtverlustes wird bei dem Laparoskop von Olympus durch den Einbau einer Sammellinse an der Kontaktfläche von Lichtkabel und Optik gemindert. Außerdem enthalten diese Linsen eine eingepaßte Linse, die die Streuung im Bereich der Lufträume des Hopkins-Stablinsensystems kompensiert, was zum Eliminieren der Randstreuung im Bild führt.

Dagegen haben die Storz-Laparoskope eine signifikant höhere Lichtausbeute. Dies ist im Hinblick auf die operative Laparoskopie ungemein wichtig.

Es stehen zwei Optiktypen zur Verfügung: Die 0°-Geradeausblickoptik und die 30°-Vorausblickoptik. Je nach Chirurg wird die eine oder andere bevorzugt. Falls jemand laparoskopisch nicht sehr versiert ist, kommt er mit der Geradeausblickoptik leichter zurecht. Ist jemand geübter und mit der Technik gut vertraut, liefert die 30°-Vorausblickoptik eine bessere Schärfe und Ausleuchtung des Operationsgebietes auf Kosten eines kleineren Bildausschnittes.

Für die Praxis wichtig ist das Erwärmen der Optik vor dem Einführen, um ein Beschlagen der Optik zu vermeiden, was beim Einbringen einer kalten Optik unvermeidbar ist. Es gibt wohl Optikwärmer im Handel, aber dieses Problem wird auch durch Eintauchen der Optiken in ein Wasserbad von 40° für eine Dauer von ca. 10–15 min in vergleichbarer Weise gelöst. Zweckmäßig ist eine Antibeschlag-Ausstattung (Fred Dexide, Texas). Diese besteht aus einem sterilen Schwamm, der auf der Rückfläche haftfähig ist und auf dem sterilen Abdecktuch an einer bequemen Stelle angebracht wird. Der Schwamm ist mit einer Antibeschlaglösung getränkt. Jedesmal beim Beschlagen der Optik wird diese herausgezogen und die Spitze am Schwamm abgewischt.

Nachdem das sterile Lichtkabel in die Xenonlichtquelle eingesteckt ist, wird diese dann eingeschaltet. Eine leistungsstarke Xenonlichtquelle ist für die laparoskopische Chirurgie notwendig um adäquate Ausleuchtung insbesondere bei Anwendung der Videoendoskopie zu erreichen. Man beginnt mit dem Betrachten, sobald die Optik in die Trokarhülse des subumbilikalen Zugangs eingeführt ist, wobei der Lichtkabelabgang bei Benutzung der 30°-Vorausblickoptik nach oben zeigen muß.

Inspektion mit dem Laparoskop

Es handelt sich hierbei um einen wesentlichen Schritt des ganzen Ablaufes. Es werden folgende drei Ziele verfolgt:

1. Erkennen von nicht erwarteten Verletzungen, die durch das Einbringen der Veressnadel und des Haupttrokars bedingt sein können.
2. Ausschluß von zusätzlichen nicht erwarteten pathologischen intraabdominellen Befunden.
3. Einschätzung der Möglichkeit, die Cholezystektomie laparoskopisch vorzunehmen.

Diagostik und Therapie laparoskopischer Verletzungen

Mit Vorsicht und Aufmerksamkeit im Detail sind laparoskopische Verletzungen selten und meist gering. Das häufigste Problem ist das Verheddern der Veressnadel im omentum majus mit Insufflation ins peritoneale Fett, wobei Berge von Emphysemblasen entstehen können. Bei ausgeprägtem Befund kann die Sicht erheblich behindert werden.

Kleinere Sickerblutungen aus der Stichinzision ins Abdomen treten häufiger auf. In aller Regel steht die Blutung spontan. Eine arterielle Blutung kann gelegentlich von einem epiperitonealen Gefäß in der Nähe des hinteren Rektusblattes herrühren. Dieses Problem tritt meist auf, wenn der Trokar paramedian rechts oder links eingebracht werden muß, abseits der Subumbilikalregion wegen vorbestehender Narben infolge von abdominellen Voroperationen. Es ist sofortiges Eingreifen geboten, um die Entwicklung von ausgedehnten Hämatomen innerhalb der Rektusscheide zu vermeiden. Um dies unter Kontrolle zu bekommen, wird ein zweiter Hilfstrokar im Bereich des rechten oberen Quadranten in der Axillarlinie eingeführt. Unter Sicht wird ein nicht resorbierbarer Faden 2/0 mit einer scharfen 60 mm-Nadel links der Blutung ins Abdomen eingeführt. Intraperitoneal wird die Nadel gefaßt und auf der rechten Seite der Blutung wieder herausgeführt. Die Fadenenden werden über einem Gazetupfer straff geknotet.

Falls vorhanden, kann der gleiche Vorgang schneller durchgeführt werden, wenn das gerade Fadenführinstrument nach Semm verwendet wird. Es ähnelt einer Ahle oder einer Schusternadel. Der Faden wird eingefädelt, und der Fadenhalter wird ins Abdomen an einer Seite der Blutung unter optischer Kontrolle eingeführt. Der Faden wird von innen gefaßt und der Fadenhalter zurückgezogen, um anschließend auf der anderen Seite der Blutung erneut eingestochen zu werden. Das freie innere Ende des Fadens wird in das Öhr des Fadenhalters eingeführt, mit dem der Faden nach außen zurückgeführt wird. Kleinere Blutungen im Netzbereich können durch Elektrokoagulation angegangen werden. Stichverletzungen durch Nadeln im Bereich von Eingeweide oder solidem Gewebe sind im Hinblick auf eine mögliche Leckage zu beobachten. Ausgedehntere Verletzungen und lebhafte arterielle Blutungen aus großen Gefäßen werden durch sofortige Laparotomie behoben. Es ist wichtig, hier zu betonen, daß mit moderner Ausstattung und der richtigen Technik wesentliche Verletzungen sehr selten sind. Dementsprechend hatte der Autor bei 2500 diagnostischen Laparoskopien nicht eine einzige Verletzung gesehen, die eine Laparotomie erforderte.

Ausschluß von weiteren nicht erwarteten pathologischen Befunden

Es wird eine systematische Beurteilung des Inhaltes der vier Quadranten und des Bekkenraumes vorgenommen wie bei Laparotomie in der konventionellen Gallenchirurgie. Übliche Krankheiten von gutartigem Charakter wie z.B. Divertikulose des Kolons, bei Frauen Adnexerkrankung im Beckenbereich etc. werden registriert aber schließen die Durchführung der laparoskopischen Cholezystektomie nicht aus. Ernstere Befunde, insbesondere wenn Verdacht auf Malignität besteht, stellen eine Kontraindikation dar. In einer solchen Situation muß sich der Chirurg entscheiden, die Operation sofort per laparotomiam fortzuführen oder den Eingriff zu beenden, um weitere Untersuchungen vorzunehmen oder Vorbereitungen zu treffen, um eine Versorgung durch Laparotomie durchführen zu können, die der Natur und Ausdehnung des Befundes angemessen ist.

Prüfung auf Durchführbarkeit der laparoskopischen Cholezystektomie

Es geht um die Prüfung der technischen Schwierigkeiten und der Sicherheit zum Entfernen der Gallenblase auf laparoskopischem Weg. Die Situationen, die man vorfinden kann, lassen sich folgendermaßen beschreiben:

Ideale Fälle

Der Patient ist dünn und besitzt nur minimal intraperitonales Fett. Die Gallenblase ist schlaff, nicht entzündet oder verwachsen, und beim Anheben und Ziehen am Organ mit der Faßzange zeigen sich die Strukturen des ligamentum hepatoduodenale (ductus cysticus, arteria cystica und Lymphknoten) klar erkennbar. Der Cysticus ist schlank, länger als 1,5 cm und mit dem Choledochus nicht adhärent (Abb. 4.5). Diese Patienten sind durch eine laparoskopische Cholezystektomie besser versorgt als durch eine Laparotomie. Gleichzeitig sind es die Fälle, die der Chirurg zuerst angehen sollte, ehe er sich an schwierigere Fälle wagt.

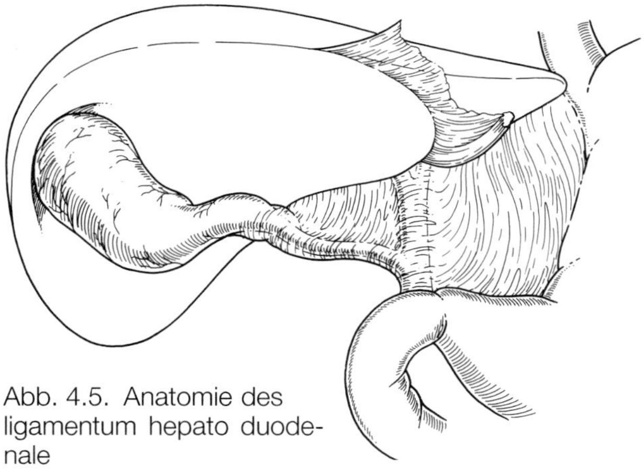

Abb. 4.5. Anatomie des ligamentum hepato duodenale

Schwierige aber durchführbare Fälle

Diese Gruppe schließt mittelgradig dicke Patienten ein, bei denen das ligamentum hepatoduodenale gut sichtbar und nicht verwachsen aber mit Fett durchsetzt ist. Eine prall mit großen Steinen gefüllte Gallenblase läßt sich schlecht fassen und bereitet Schwierigkeiten beim Anspannen und Entfernen. Unter der Voraussetzung, daß der Chirurg versiert ist und er die Präparation langsam durchführt, können sich solche Patienten mit der notwendigen Sicherheit und der Gewähr für einen guten Ausgang einer laparoskopischen Cholezystektomie unterziehen. Die Operation dauert jedoch länger. Man braucht bei starker Füllung mit Gallensteinen Instrumente mit Sondermaßen (s.u.), um die Gallenblase zu entfernen.

Zweifelhafte Fälle – Probeweise Präparation

Bei dieser Patientengruppe finden sich Verwachsungen der Gallenblase mit dem umgebenden Netz, so daß das ligamentum hepatoduodenale nicht sichtbar ist. Außerdem gibt es Patienten mit narbigem Organ und vorbestehender Verkürzung des ligamentum hepatoduodenale. Bei ersteren Patienten müssen vorweg die Adhäsionen gelöst werden, um das ligamentum hepatoduodenale einsehen zu können. Bei der letzteren Gruppe müssen die Strukturen des ligamentum hepatoduodenale sorgfältig präpariert werden, um die verfügbare Cysticuslänge bestimmen zu können (sie sollte > 1 cm sein) und um die Einmündung der arteria cystica in die rechte arteria hepatica darzustellen. Danach kann abschließend beurteilt werden, ob ein Fortführen des Eingriffs möglich ist.

Ungeeignete Fälle

Hierzu gehören Patienten mit folgenden Befunden: akut entzündete Gallenblase oder chronisch entzündete Gallenblase mit Verschwielung des Gallenblasenhalses und des Cysticus mit dem Choledochus bzw. starker Verkürzung. Man sollte die laparoskopische Cholezystektomie nicht bei einer akut entzündeteten und obstruierten Gallenblase versuchen, weil ein erhebliches Risiko besteht, daß die ödematöse Gallenblasenwand durch die Faßzange perforiert wird. Dies wird gewöhnlich zu einer Keimkontamination der Peritonealhöhle führen. Bei diesen Patienten kann jedoch ein selbsthaltender Ballonkatheter eingelegt werden (Cholezystostomie, s. Kap. 7); die laparoskopische Cholezystektomie wird zu einem späteren Zeitpunkt geplant.

Es ist tollkühn, eine laparoskopische Cholezystektomie bei Patienten durchzuführen, bei denen Gallenblasenhals/Hartmanns-Pouch mit dem Hauptgallengang adhärent sind, da das Risiko der Verletzung des Gallengangsystems bedacht werden muß. Nach Ansicht des Autors ist dies nicht zu vertreten. Probeweise Dissektion ist bei diesen Patienten gewagt und nicht verbürgt. Diese Patienten sind am besten durch eine offene Cholezystektomie versorgt. Der Autor ist auch der Ansicht, daß Patienten mit stark verkürztem Cysticus für die laparoskopische Cholezystektomie ungeeignet sind, d.h. wenn zwischen Gallenblasenhals und Hauptgallengang für die Präparation weniger als 1 cm zur Verfügung stehen. Etwa 15–20% der Patienten mit symptomatischem Gallensteinleiden sind auf Grund der ersten Inspektion wegen dieser Befunde für eine laparoskopische Cholezystektomie ungeeignet. Bei dieser Patientengruppe wird in gleicher Sitzung zum offenen Vorgehen gewechselt. Dies ist einer der Gründe, warum die laparoskopische Cholezystektomie nur von geübten Gallenchirurgen durchgeführt werden sollte.

Videokameraausrüstung für die Videoendoskopie

Endo-Telekamera

Seit den ersten Berichten über die Endovideokamera sind beachtliche technische Fortschritte gemacht worden, die in der Entwicklung moderner elektronischer Kameras gipfelten. Die früheren Endovideofarbkameras auf dem Prinzip der Saticon-Röhre sind durch elektronische Miniatur-Microchip-Kameras abgelöst worden. Zusätzlich zu geringer Größe und kleinem Gewicht (wenige Gramm) sind diese Microchip-Kameras sterilisierbar (in bakterizide Lösungen einlegbar und mit Formaldehyd und Ethylenoxid sterilisierbar). Sie sind extrem lichtempfindlich (dies ist ein großer Vorteil in Anbetracht des hohen Lichtabsorbtionseffektes von Endoskop, Teleskop und Lichtleiter) und haben einen optimalen dynamischen Bereich im Rotspektrum – für die endoskopische und laparoskopische Beurteilung ausgezeichnet.

Die moderne Microchip-Kamera ist folgendermaßen aufgebaut: Kamerakopf zum Aufsetzen auf das Endoskop, Kamerakontrolleinheit (CCU), Stromquelle mit Anschlüssen und Stromkabel und TV-Monitor. Bei manchen Systemen ist die CCU in eine Video-TV-Einheit integriert, bei anderen kann die CCU getrennt sterilisiert und mit einem Kabel mit dem Kamerakopf gekoppelt werden. Der Vorteil der letzteren Anordnung ist, daß sie mit jedem TV-Monitor arbeiten kann, wenngleich der Weißabgleich nicht automatisch ist. Aus diesem Grund befindet sich am Kamerakopf eine Farbeinstellung (Colorama) zusätzlich zu einem Fokussierring. Die aufwendigeren Ausführungen der Endovideokameras besitzen die Möglichkeit des Zooms. Dies hat große praktische Bedeutung, da vergrößerte Nahaufnahmen gemacht werden können, ohne die Optik weiter vorzuschieben, allerdings muß die

Kamera neu fokussiert werden. Wir halten allgemein diesen Kameratyp (Farbabb. 4.4) für den bestgeeigneten für die laparoskopische Cholezystektomie. Bei der nächsten Generation der Photolaparoskope wird der Microchip im Schaft der Kamera gelegen sein. Das wird ein unzweifelhafter Vorteil sein für bessere Detailerkennbarkeit, fehlende Bildstörungen und Tiefe des Feldes. Auf diese Weise werden eigentlich die wenigen noch verbleibenden Probleme mit dem Video-TV-Monitoring in der laparoskopischen Chirurgie gelöst.

Vorteile der Videoendoskopie

Der Hauptvorteil der Videoendoskopie für die laparoskopische Chirurgie liegt in der Möglichkeit für Chirurgen, Schwestern und Assistenten, gleichzeitig zu sehen und dem Operationsablauf folgen zu können. Über ein vergrößertes Bild kann sich der Assistent binokular sehend vergewissern, was bezüglich Zug, Saugung etc. gebraucht wird, um so den Operationsfortgang für den Chirurgen zu erleichtern. Im übrigen ist die Arbeit mit der Endovideoanlage unentbehrlich für das Erlernen der laparoskopischen Chirurgie. Es wird oft festgestellt, daß laparoskopische Chirurgie nur dann perfekt vorgenommen werden kann, wenn sie binokular auf dem TV-Monitor überwacht wird.

Bei laparoskopischer Cholezystektomie, wo sorgfältige und peinlich genaue Präparation von dicht nebeneinander liegenden Strukturen wie ductus cysticus und arteria cystica notwendig ist, ist diese weitgehende Behauptung nicht korrekt, weil die Direktbetrachtung durch die Optik unvergleichlich viel besser und schärfer ist. Es ist richtig, daß eine einfache Präparation über den Monitor kontrolliert durchgeführt werden kann, aber bei Schwierigkeiten ist die Direktbetrachtung monokular über die Optik sicherer. Die Identifikation der wichtigen Strukturen wie arteria cystica, gewundene arteria hepatica dextra usw. kann am besten durch die Direktbetrachtung über die Optik erfolgen. Die Arbeit am TV-Monitor hilft dem Chirurgen selbst insoweit, als ihm während der einfachen Operationsphasen Ruhepausen vom monokularem Sehen geschaffen werden. Indirekt wird dem Chirurgen geholfen, indem die Qualität der Assistenz verbessert wird und das Interesse und die Aufmerksamkeit des Teams erhalten bleibt. Unter diesem Gesichtspunkt ist die Videoendoskopie in gleicher Weise von Vorteil für Schwestern, Assistenten und Chirurgen in der Ausbildung (vgl. auch Kap. 1).

Verbindung von Endovideokamera mit der Optik

Zwischen Kamerakopf und Optik wird ein Okular mit einem Bildteiler geschaltet, das den Lichtstrahl 50:50 teilt (Beamsplitter). Dadurch kann man gleichzeitig durch die Optik und über den Bildschirm sehen.

Da nur die Hälfte des Lichts zur Kamera gelangt, ist eine leistungsstarke Xenonlichtquelle unerläßlich. Nach dem Fixieren der Kamera auf der Optik wird sie fokussiert. Bei Systemen mit einer separaten Kamerakontrolleinheit wird der Farbabgleich vorgenommen, um farbechte Darstellungen auf dem Monitor zu erhalten. Falls Beschläge auftreten, liegt dies an Feuchtigkeit zwischen Kamera und Optik, die sich durch Abwischen mit einem Tuch beheben läßt. Ein gerader Optikarm (Farbabb. 4.5) kann anstelle der Kamera zum Photographieren aufgesetzt werden. Er besitzt einen Beamsplitter 80:20, der das meiste Licht auf die Photokamera lenkt. Ein 50 mm-Linsenadapter koppelt die Kameralinse auf den Optikarm . Für eine gute Photodokumentation wird ein empfindlicher Farbfilm benötigt (400 ASA).

Das Einbringen von weiteren Trokaren (Arbeitstrokare)

Zum Einführen bzw. Entfernen der verschiedenen laparoskopischen Instrumente werden Arbeitstrokare benötigt. Sie besitzen ein Trompetenventil mit Federmechanismus, das vor dem Einbringen der Instrumente hineingedrückt werden muß (Abb. 4.6). Nach Entfernen des Instrumentes schließt sich das Ventil automatisch.

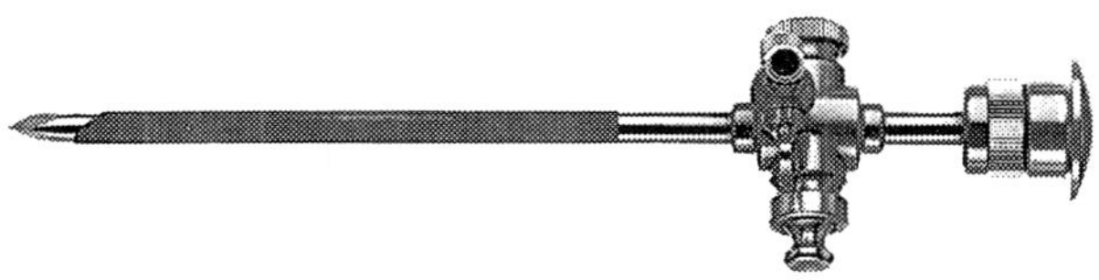

Abb. 4.6. 5,5 mm-Arbeitstrokar von Storz; mit und ohne Insufflationshahn lieferbar

Die wiederverwendbaren Trokare müssen sorgfältig behandelt werden, da sich ansonsten das Trompetenventil nicht schließt und damit automatisch ein Teilverlust des Pneumoperitoneums resultiert. Die Konsequenz ist, daß das Operationsfeld nicht eingesehen werden kann. Die Operationszeit wird verlängert und führt zur Frustration, insbesondere wenn dies während eines entscheidenden Operationsschrittes auftritt.

Anzahl und Lage der Arbeitstrokare

In der Mehrzahl der Operationen werden drei Arbeitstrokare benötigt. Falls ein Clipapplikator (AutoSuture Endoclip, Storz-Clip-Applikator etc.) zur Anwendung kommt, ist zum Einbringen dieses Instrumentes ein großer Trokar (10–11 mm) erforderlich. Dünnere Instrumente können mit diesem Trokar bei Verwendung einer Reduzierhülse eingesetzt werden (Abb. 4.7). Sie dichtet bei in situ befindlichem Instrument effektiv ab. Bringt man die Reduzierhülse ohne Instrument ein, so ist das Trompetenventil geöffnet und es entweicht Gas über die äußere Öffnung, da diese nur mit einem perforierten Gummidichtungsring verschlossen ist, der nur mit eingesetztem Instrument gasdicht ist.

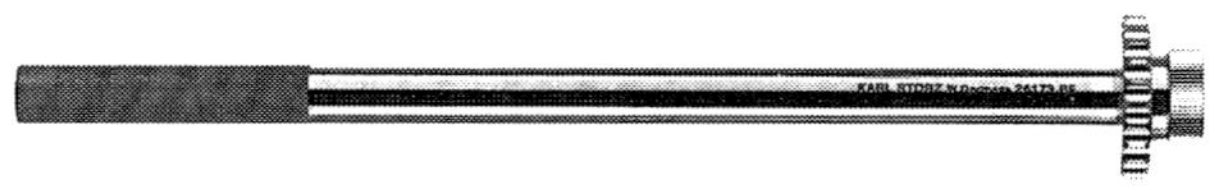

Abb. 4.7. Mit einer Reduzierhülse werden feinere Instrumente über den 11 mm-Trokar eingeführt. Die Reduzierhülse darf nicht allein eingesetzt werden, da sonst das Gas entweicht und das Pneumoperitoneum kollabiert

Aus Erfahrung empfehlen wir folgende Plazierung am Patienten: (Farbabb. 4.6) links paramedian oder median kranial (11 mm), rechts medioklaviculär im Oberbauch (5,5 mm), rechter Mittelbauch vordere Axillarlinie (5,5 mm). Die Arbeitstrokare besitzten ein Trompetenventil und einen Insufflationshahn. Letzterer ist entbehrlich, da die Gasinsufflation während der Operation über den Haupttrokar (subumbilikal) aufrechterhalten bleibt. Trokare ohne Insufflationshahn bietet Karl-Storz-Endoskope an. Nach Meinung der Autoren sind sie zu bevorzugen, da sie keine störenden Ansätze enthalten. Damit besteht nicht die Gefahr, daß durch versehentliches Öffnen des Hahns Gas entweicht. Im Handel sind auch Einmaltrokare erhältlich (Ethicon, AutoSuture). Sie besitzen eine Sicherheitshülse aus Plastik, die beim Durchdringen der Bauchwand über die scharfen Enden des Trokars vorschnellt (Farbabb. 4.7). Obwohl der Einmaltrokar 5,5 mm von AutoSuture aus Plastik besteht, ist er nicht röntgendurchlässig. Allerdings ist neuerlich von dieser Firma ein röntgendurchlässiger Trokar angekündigt worden.

Für den großen Trokar von AutoSuture ist ein aufsteckbares Reduzierteil erhältlich. Dieses hat die gleiche Funktion wie die Reduzierhülse für die wiederverwendbaren Trokare von 11 mm.

Bei einigen Patienten (mit Adipositas oder mit unerwarteten Komplikationen) ist ein vierter Zugang erforderlich. Dieser wird dort positioniert, wo er gemäß den Erfordernissen des Einzelfalls gebraucht wird.

Der Trokar im Oberbauch median oder 1 cm paramedian links wird 3 cm kaudal des linken Rippenbogens eingestochen. Der Trokar medioklavikular kranial wird 3 cm kaudal des Rippenbogens im Bereich der Medioklavikularlinie eingebracht. Der Zugang rechts im Mittelbbauch wird mehr lateral eingesetzt, etwa im Verlauf der vorderen Axillarlinie in Nabelhöhe. Es sei nachdrücklich betont, daß die Positionierung der Trokare in Abhängigkeit vom Körperbau und der anatomischen Lage der Leber erfolgt. So muß bei Patienten mit ptotischer Leber die Ebene der Zugänge entsprechend angepaßt werden. Als oberster Grundsatz sollte gelten, daß keiner der kranialen Trokare oberhalb des Leberunterrandes zu liegen kommt.

Einführen von Arbeitstrokaren

Nachdem die Lage festgelegt wurde, überprüft man sie nochmals optisch durch Palpation dieses Punktes mit dem Finger und gleichzeitige Kontrolle der Bauchvorderwand, des ligamentum falciforme und der Leber. Nachdem man sich über die optimale Lage vergewissert hat, erfolgt nach Stichinzision das Einbringen der Trokare durch die Bauchdecken unter Sicht. Beim Einbringen des 11 mm-Tokars durch die Mediane sollte darauf geachtet werden, daß der Trokar rechts (oder auch links) gekippt wird, um ein Eindringen in das ligamentum falciforme zu vermeiden, ansonsten kommt es zu Blutung und Hämatombildung. Nachdem der Trokar die Bauchdecken vollständig durchdrungen hat, wird nach Zurückziehen des Innentrokars die Trokarhülse unter Sicht weiter vorgeschoben. Die meisten Arbeitstrokare besitzen einen Insufflationshahn. Man sollte sich vergewissern, daß dieser geschlossen ist, weil ansonsten unweigerlich Gas verloren geht.

Retraktion des ligamentum falciforme

Diese Maßnahme ist bei adipösen Patienten notwendig, bei denen das Ligament sehr fettreich ist, schwer nach unten hängt und das Operationsgebiet verlegt wird. Außerdem liegt dieses Ligament auch im Weg des Arbeitstrokars, der sich darin verfangen kann. Eine Verletzung des ligamentum falciforme mit Blutung und Hämatombildung entsteht insbesondere beim Einbringen von spitzen Instrumenten wie z.B. Scheren, Dissektoren, Elektrochirurgiegerät etc. Dieses Problem kann durch eine einfache Maßnahme leicht gelöst werden. Zusätzlich hat diese den Vorteil durch Anheben des ligamentum rotundum die Leber anzuheben. Der Zugang zum subhepatischen Raum insbesondere zum Cysticusstumpf ist erleichtert.

Die Methode wird entweder mit einem kräftigen Faden oder mit einer Silikonschlinge durchgeführt. Die beiden freien Enden werden angespannt und geknotet oder mit einer Gefäßklemme gehalten.

Fadenmethode

Man verwendet einen kräftigen Faden (1/0) mit atraumatischer gerader 60 mm-Nadel oder scharfer gebogener Nadel. Unter Sichtkontrolle der Bauchvorderwand wird die Nadel 5 cm unterhalb des linken

Rippenbogens paramedian eingestochen, um auf der linken Seite des Ligamentes zu erscheinen. Mit einem vom rechten lateral-kaudalen Zugang eingeführten Nadelhalter wird die Nadelspitze gefaßt und in die Peritonealhöhle gezogen. Die Nadel wird nun auf die rechte Seite des Ligamentes geführt und durch die Bauchdecken gedrückt. Sie durchdringt rechts paramedian die Bauchdecken. Die Nadel wird herausgezogen und vom Faden abgeschnitten. Beim Anziehen der beiden Fadenenden werden ligamentum rotundum und ligamentum falciforme an die vordere Bauchwand herangezogen. Die beiden freien Fadenenden werden miteinander über die Gewebebrücke der Bauchwand verknotet oder mit einer Gefäßklemme unter Spannung gehalten (Abb. 4.8).

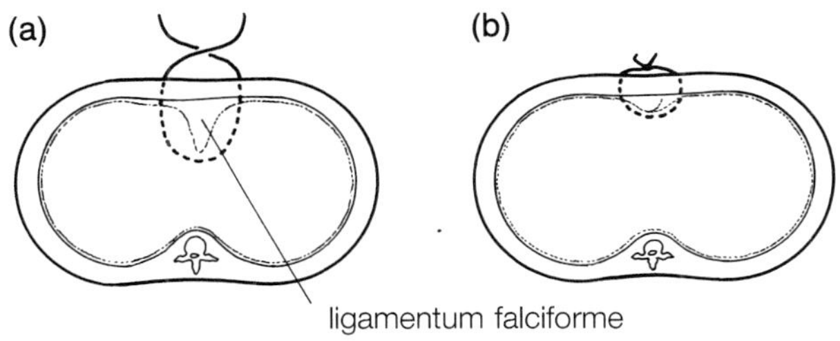

Abb. 4.8. Skizze zur Technik der Retraktion des ligamentum falciforme und dadurch beseitigter Behinderung des Operationsfeldes durch ein fettreiches Ligament

Schlingen-Technik

Es handelt sich hierbei um eine Modifikation der obigen Technik. Man verwendet eine Silikonschlinge (1,5 mm) aus der Gefäßchirurgie. Mit einer großlumigen Einmalkanüle (Venflon, Medicut) oder mit einem geraden Nadelhalter wird dieses um das Ligament herumgeführt. Die beiden Schlingenenden werden dann unter Zug gehalten, verknüpft oder mit einer Gefäßklemme gefaßt.

Darstellung des subhepatischen Raumes, des Infundibulums und des ductus cysticus

Retraktion der Gallenblase und Darstellung des subhepatischen Raumes

Es wird eine Gewebefaßzange (vorzugsweise eine selbsthaltende mit Feder- oder Ratschenarretierung) über den rechten unteren Arbeitstrokar eingeführt, um den Gallenblasenfundus zu fassen. Das Organ wird angehoben und nach lateral gezogen, um den Gallenblasenhals (infundibulum) zu zeigen. Das Fassen einer schlaffen und nicht entzündeteten Gallenblase bereitet so keine Schwierigkeiten. Bei Patienten mit Schrumpfgallenblase und insbesondere bei starker Steinfüllung kann dies schwierig sein. Mit Geduld und bei entsprechender Wahl einer geeigneten Faßzange kann dieser Operationsschritt bei allen Patienten ausgeführt werden.

Bestehen Verwachsungen zwischen Gallenblase und dem anliegenden omentum majus, müssen diese erst durch Scherenpräparation gelöst werden, ehe Gallenblasenretraktion und Einblick zum Gallenblasenhals möglich sind. Manchmal ist die Sicht durch einen geblähten Magen oder ein aufgetriebenes Duodenum behindert. Diese Schwierigkeit kann durch routinemäßiges Legen einer nasogastralen Sonde mit Dekompression während der laparoskopischen Cholezystektomie vermieden werden. Falls dies nicht geschehen ist, kann das Problem leicht durch nachträgliches Legen einer solchen Sonde und durch Absaugen der Magenluft erreicht werden.

Beurteilung des ligamentum hepatoduodenale

Ist die Gallenblase in oben beschriebener Weise retrahiert, wird das ligamentum hepatoduodenale beurteilt, indem die Optik näher herangeführt wird. Man gewinnt so eine bessere Detailauflösung. Bei schlanken Patienten imponiert es als Dreieck, das von Gallenblasenhals und Choledochus begrenzt wird. Der Cysticusstumpf begrenzt das Calotsche Dreieck. Innnerhalb seiner Grenzen liegen der ductus cysticus, die arteria cystica und Lymphknoten. Das vorstehende freie Ende wird durch den peritonealen Umschlag des ductus cysticus gebildet, das die am weitesten vorn gelegene Struktur darstellt (Farbabb. 4.8). Bei einer Länge des Cysticus von < 1,5 cm ist die Präparation schwierig. Die arteria cystica liegt normalerweise dahinter und darüber, wobei sich zwischen den beiden Strukturen am Gallenblasenhals Lymphknoten eingeschwielt finden. Eine peinlich genaue Beachtung der Anatomie des ligamentum hepatoduodenale ist Voraussetzung für eine sichere Präparation von ductus cysticus und arteria cystica.

Laparoskopische Cholangiographie

In der Routinegallenchirurgie ist die Cholangiographie sehr wünschenswert, weniger zum Entdecken von bislang nicht bekannten Gallengangsteinen als vielmehr zur Identifikation anatomischer Variationen des Gallengangsystems vor dem Beginn der Operation. So zeigt die Cholangiographie dem Chirurgen eine patientenspezifische Lageskizze. Wir betrachten dies als wichtige Zusatzinformation, um einer iatrogenen Verletzung des Gallengangsystems und postoperativen Gallenfisteln vorzubeugen. An unserer Klinik ist die Cholangiographie integraler Bestandteil der laparoskopischen Cholezystektomie wie in der offenen Chirurgie.

Nach Ansicht des Autors stellen Gallengangsteine nicht immer eine Kontraindikation zum laparoskopischen Vorgehen dar, da durch die endoskopische Papillotomie (ERCP) nach der Operation der Gallengang von den Steinen befreit werden kann. Der Erfolg der ERCP ist nicht sicher. Es wird berichtet, daß in 10–15% der Fälle eine endoskopische Extraktion der Gallensteine nicht gelingt. Daher sehen einige Kollegen im Vorliegen von Gallengangsteinen eine absolute Kontraindikation für eine laparoskopische Cholezystektomie. Weitestgehend kann die Entscheidung im individuellen Fall von der Anzahl und Größe der Gallensteine und der Weite des Choledochus abhängig gemacht werden. Kleine Steine in einem normal großen Choledochus sollten besser durch endoskopische Papillotomie entfernt werden. Daher besteht kein Grund, diesen Patienten die laparoskopische Cholezystektomie vorzuenthalten. Die intraoperative laparoskopische Cholangiographie kann entweder durch Injektion des Kontrastmittels in die Gallenblase (Cholezyst-Cholangiographie) oder durch Injektion in den ductus cysticus vorgenommen werden.

Cholezyst-Cholangiographie

Nach Direktpunktion der Gallenblase wird ein Ballonkatheter eingeführt. (Farbabb. 4.9): Obwohl dies mittels Führungsdraht und anschließender Dilatation wie bei der perkutanen Nephrostomie möglich ist, benutzen wir an unserer Klinik das Einführen des Katheters durch eine großlumige Nadel, die unter optischer Kontrolle in den Fundus der Gallenblase eingestochen wird (Abb. 4.9).

Bei dieser Technik muß der Gallenblasenfundus durch eine selbsthaltende kräftige Gewebefaßzange gegriffen werden. Die großlumige Metallnadel (Innendurchmesser 1,5 mm) wird durch die Bauchdekken an geeigneter Stelle am rechten Rippenbogen lateral unter optischer Kontrolle

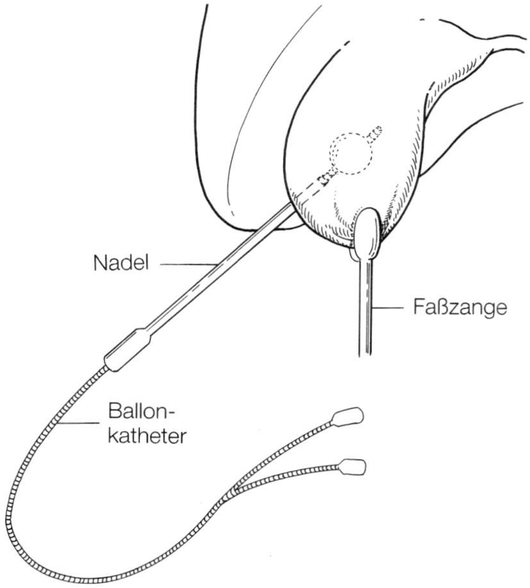

Abb. 4.9. Schematische Darstellung der Technik zum Einbringen des Ballonkatheters in die Gallenblase

eingestochen. Der Fundus wird so perforiert, daß er mit der Gallenblasenfaßzange gegen die Nadel gedrückt wird. Das letzte Manöver ist wichtig, da die Elastizität der Gallenblase und ihre Mobilität die direkte Punktion des nicht fixierten Organs schwierig machen. Insbesondere besteht die Neigung, durch die Nadelspitze zentral nachzugeben. Die Nadellage wird durch Aspiration geprüft. Falls Gallenflüssigkeit gewonnen werden kann, bringt man einen hochqualitativen Ballonkatheter Fr 4–6 über das Nadellumen in die Gallenblase ein und bläst diesen auf. Die Nadel wird dann entfernt und über den Katheter vor die Bauchdecken zurückgezogen. Wir meinen, daß der Pruitt's-Ballon-Spülkatheter für die laparoskopische Cholezystangiographie (Abb. 4.10) besonders geeignet ist. Bei liegendem Katheter dichtet der Ballon die Öffnung der Gallenblase ab und verhindert damit Gallenaustritt in das Peritoneum. Vor der Injektion des Kontrastmittels wird der Operationstisch um 15° kopftief und 15° zur rechten Seite geneigt.

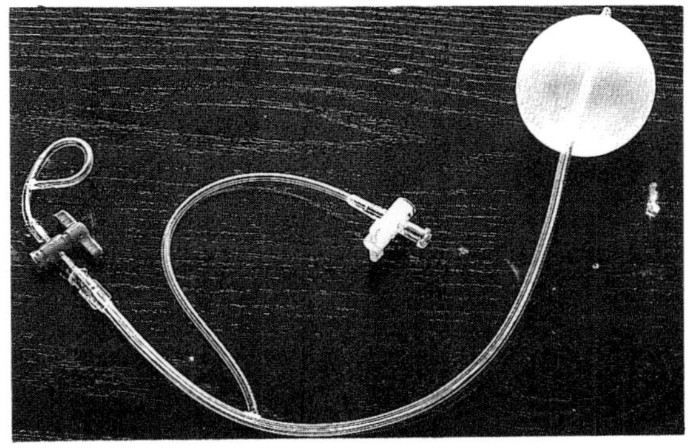

Abb. 4.10. Pruitts-Spülballonkatheter für die laparoskopische Cholezystektomie

Im Durchschnitt werden ca. 40 ml Kontrastmittel (20% Natrium Diatrizoat oder Jopamidol) benötigt, um die Gallenblase aufzufüllen, bevor dann ductus cysticus und Choledochus dargestellt werden können. Idealerweise erfolgt während der Kontrastmittelinjektion die Darstellung mit dem Bildverstärker. Anschließend sollten zwei bis drei Röntgenaufnahmen zur Dokumentation vorgenommen werden. Diese Technik ermöglicht eine gute Qualität der Darstellung des Cholangiums (Abb. 4.11).

Nach der Röntgenaufnahme wird der Inhalt der Gallenblase abgesaugt. Der Ballonkatheter wird belassen, da er als optimaler Retraktor des Organs dient. Das Ausspülen der Gallenblase sollte jedoch erst durchgeführt werden, wenn der ductus cysticus durch Clip oder Ligatur verschlossen ist.

Vorteile und Nachteile der Cholezyst-Cholangiographie

Abgesehen davon, daß die Technik leicht durchgeführt werden kann, liefert das Vorgehen nur unvollständige Bilder über den Gallentrakt. Der Chirurg kann sich damit nicht in allen Fällen bezüglich seines Vorgehens festlegen. Unter diesem Ge-

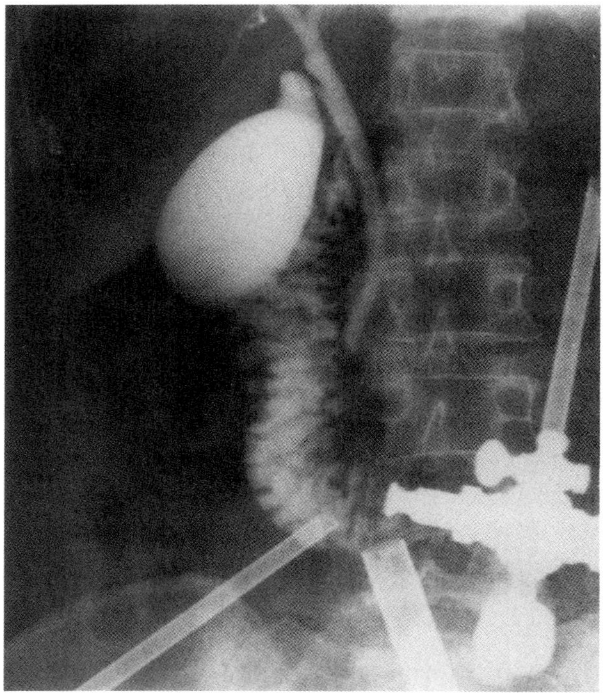

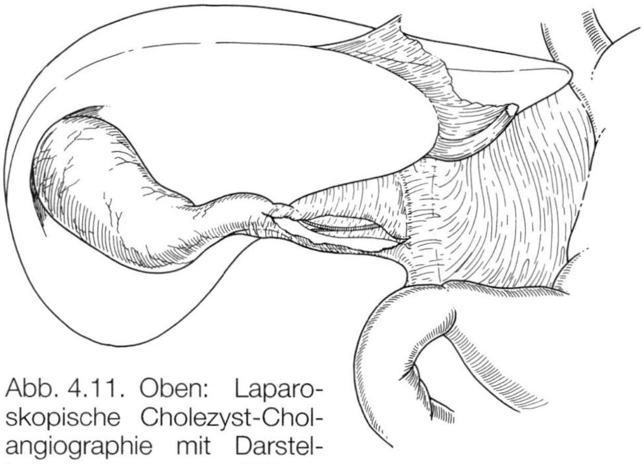

Abb. 4.11. Oben: Laparoskopische Cholezyst-Cholangiographie mit Darstellung eines unauffälligen Gallengangsystems. Unten: Linie, entlang der am oberen freien Rand des ligamentum hepato duodenale präpiert wird

sichtspunkt ist es ein unzweifelhafter Vorteil, die Cholangiographie über den ductus cysticus vorzunehmen, wobei allerdings anschließend die Cholezystektomie vorgenommen werden muß. Im Rahmen der Cholezystangiographie läßt sich auch die Gallenflüßigkeit aus der Gallenblase aspirieren. Der Zugang kann erweitert und eine Amplatzhülse in die Gallenblase eingeführt werden, um dann die Steinfragmentation mit Ultraschall Lithotripsie vorzunehmen, wie von Perrissat et al. praktiziert.

Es gibt jedoch bestimmte Nachteile der Cholezyst-Cholangiographie:

1. Die Technik ist nicht durchführbar bei fibrotischer Schrumpfgallenblase.
2. Die Perforation eines möglicherweise entzündeten Organs beinhaltet die Gefahr der Kontamination der freien Bauchhöhle. Dies ist auch möglich, wenn der Ballon platzt und der Katheter während der Untersuchung herausrutscht.
3. Die Technik birgt das Risiko in sich, kleine Steine in den Choledochus zu spülen. Da die Menge des Kontrastmittels, das injiziert werden muß, groß ist (40–60 ml), ergibt sich dieses Risiko besonders bei Patienten mit kleinen Gallenblasensteinen. Falls die Lithotripsie eingesetzt wird, sollte sie erst vorgenommen werden, nachdem der ductus cysticus geclippt bzw. ligiert worden ist.

Cholangiographie über den ductus cysticus

Wir bevorzugen diese Methode, wie sie routinemäßig bei der offenen Cholezystektomie vorgenommen wird. Sie ist in Kapitel 5 genau dargestellt. Die Cholangiographie über den ductus cysticus hat einen Nachteil: Der Chirurg ist zur Cholezystektomie gezwungen. Nach Darstellung des ductus cysticus erfolgt die Durchführung der Cholangiographie mit einer speziell geformten Metallkanüle, in der ein Ureterkatheter von Fr 3–4 geführt wird. Die Kanüle leitet den Ureterkatheter in den ductus cysticus. Nach dem Kanülieren wird der ductus cysticus über dem Katheter am Ende des Instruments mit einer Zange gefaßt. Dabei wird der Katheter gesichert und der Austritt von Kontrastmittel verhindert.

Präoperative Infusions-Cholangiotomographie

Viele Chirurgen vertreten und praktizieren diese Vorgehensweise, um sich die Notwendigkeit einer intraoperativen Cholangiographie während der laporaskopischen Cholezystektomie zu ersparen. Die Technik bringt den ductus choledochus communis gut zur Darstellung und läßt die meisten Choledochussteine erkennen. Der Rest des Gallentraktes läßt sich nicht klar genug zur Darstellung bringen, um es als verläßliche Methode zum Auffinden der nicht seltenen anatomischen Varianten zu verwenden. Außerdem können Probleme mit Überempfindlichkeitsreaktionen bei intravenöser Gabe des Kontrastmittels auftreten, vor allem wenn diese Methode routinemäßig angewendet wird. Die Autoren empfehlen dieses Vorgehen nicht.

Präparation des ductus cysticus, Ligatur/Clip des ductus cysticus

Es handelt sich hierbei um den ersten Schritt der Dissektion. Die Präparation erfolgt entweder mit Faßzange und Schere oder mit dem elektrischen Hakenmesser.

Scharfe Präparation des ductus cysticus

Diese Technik verwenden wir, denn sie ist der elektrisch-chirurgischen Methode mit dem Hakenmesser vorziehen, da sie unzweifelhaft schonender ist und eine etablierte chirurgische Fertigkeit darstellt. Dem Chirurgen ist es möglich, zweihändig zu arbeiten. Dies gibt ihm eine präzisere Kontrolle der Präparation ohne zusätzliche Unterbrechnungen. Er muß sich nicht auf die Mitarbeit des Assistenten verlassen, wobei dieser sich auf die Aufgabe des Zugs an der Gallenblase, des Saugens und Spülens konzentrieren kann.

Die Gallenblase wird am Hals durch eine Greifzange mit Rasterarretierung gestreckt gehalten. Es werden zwei Instrumente benötigt: eine abgerundete Schere wird über den linken paramedianen Zugang eingeführt (mit der rechten Hand gehalten) und ein selbsthaltender isolierter Greifer (oder eine Dissektionszange), der von dem rechten tiefer gelegenen axillären Zugang aus eingeführt wird (mit der linken Hand gehalten).

Die Präparation beginnt mit dem Fassen des vorderen freien Umschlagrandes des ligamentum hepatoduodenale, der zart abwärts gezogen wird, um das kraniale Blatt des Peritonealüberzuges nahe seiner freien Ecke zu präparieren. Man beginnt am Ende der Gallenblase und präpariert nach medial in Richtung des Hauptgallenganges (Abb. 4.11). Die Dissektion wird oberflächlich vorgenommen, wobei nur die oberste Schicht abgeschoben wird. Das Peritoneum wird dabei von dem darunter liegenden Ductus abgeschoben (Abb. 4.12). Wenn diese Präparation komplett ist, wird der ductus cysticus sichtbar. Die Dissektion wird nun fortgesetzt nahe am ductus cysticus durch Mobilisierung der dorsalen Fläche und Ablösen der arteria cystica. Hier findet sich regelmäßig ein Ast dieser Arterie, die den Gallenblasenhals versorgt.

Nach dieser Präparation wird die Arterie gefaßt und mit einer isolierten Faßzange koaguliert. Der Platz zwischen dem Ductus und der Arterie wird vertieft, indem eine stumpfnasige Schere den Spalt entlang der Operationsebene des Ductus geschlossen eingeführt und dann vorsichtig geöffnet wird. Dieses Vorgehen wird mehrere Male wiederholt bis eine ausreichende Mobilisa-

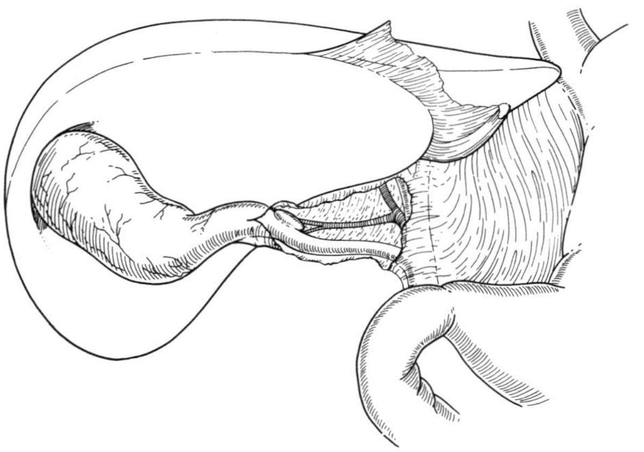

Abb. 4.12. Die Präparation des oberen Blattes wird oberflächlich gehalten, wobei nur das Peritoneum abpräpariert wird, um den darunterliegenden ductus cysticus darzustellen. Die Rückwand des ductus cysticus wird von der arteria cystica durch Scherenpräparation freigelegt. Oft ist ein Cysticuslymphknoten sichtbar, der zwischen den beiden Strukturen auf der lateralen Seite des Calotschen Dreiecks aufgeschwielt ist. Falls sich ein zusätzlicher Arterienast zum Gallenblasenhals hin findet, wird dieser elektrokoaguliert und durchtrennt

tion der dorsalen Anteile erzielt ist (Abb. 4.13). Der Gebrauch des Dissektionsspatels von Berci (Abb. 4.14) ist hilfreich in dieser Phase der Operation, da er eine kontrollierte stumpfe Präparation gewährleistet. Falls sich in dieser Operationsphase

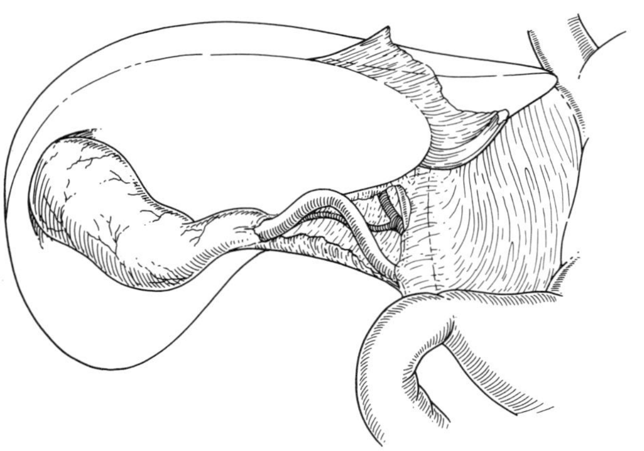

Abb. 4.13. Die dorsale Dissektion des ductus cysticus. Der ductus cysticus wird angehoben und das dorsale Peritonealblatt wird durchtrennt, soweit es zwischen ductus cysticus und arteria cystica liegt. Einige fibröse Züge an diesem Ende des Fensters erfordern eine sorgfältige Präparation

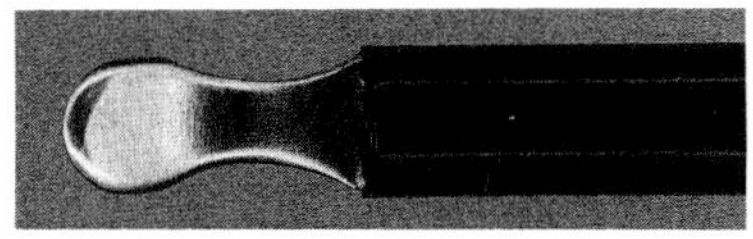

Abb. 4.14. Der Dissektionsspatel nach Berci

ein Blutsee als hinderlich zeigt, wird die Operationsregion mit Kochsalzlösung unter Druck ausgespült. Kleinere Blutungen werden koaguliert. Es ist notwendig, während der Präparation immer eine klare Sicht zu behalten. Der vordere Anteil des Cysticusstumpfes wird nun nach oben gehoben, um das untere Peritonealblatt darzustellen; dieses wird in der Nähe des ductus cysticus durchtrennt, wobei man medial des Gallenblasenhalses beginnt und gegen den Choledochus hin präpariert. Nach diesem Operationsschritt wird zwischen ductus cysticus vorn und der arteria cystica im Hintergrund (Abb. 4.15) eine Öffnung sichtbar.

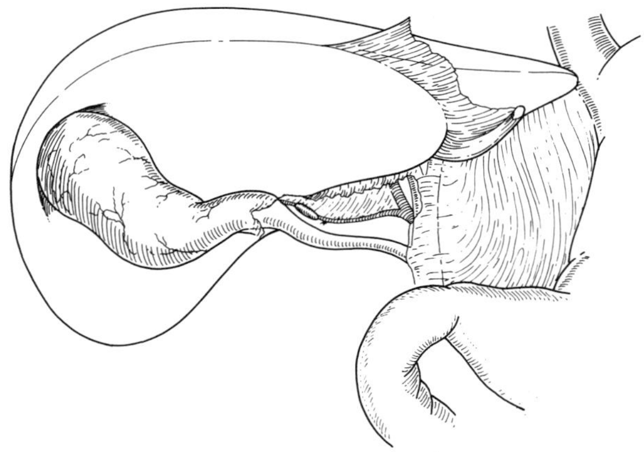

Abb. 4.15. Die vollendete Mobilisation des ductus cysticus. Die Arterie ist nach wie vor am Unterrand der Leber durch Bindegewebszüge fixiert

Dieses Loch wird durch Fassen und Vorziehen des ductus cysticus erweitert. Einige fibröse Stränge auf jeder Seite des Loches werden durchtrennt. Zum Schluß ist der ductus cysticus im Bereich seiner anterioren Fläche frei von allen Peritonealüberzügen. In dieser Phase ist die Anwendung der Dissektion mit einem Stieltupfer sehr nützlich, um die Präparation abzuschließen und um komplette Hämostase von oberflächlichen Sickerblutungen des mobilisierten Cysticusstumpfes zu erreichen. Bei dieser Technik wird eine Faßzange durch die Reduzierhülse eingeführt und dann der Stieltupfer gefaßt (Farbabb. 4.10a).

Das Gerät wird dann durch den oberen 11 mm-Trokar eingeführt. Die Präparation mit dem Stieltupfer erfolgt entlang der Längsachse des ductus cysticus und im Fenster zwischen dem ductus cysticus mit der arteria cystica (Farbabb. 4.10b). Die Dissektion in Richtung auf den Gallenblasenhals ist viel sicherer als die Präparation nach medial. In Farbabb. 4.11 ist die abgeschlossene Präparation dargestellt.

Präparation des ductus cysticus mit dem elektrischen Hakenmesser

Diese Technik ist bei französischen und amerikanischen Chirurgen beliebt: Das Instrument besteht aus einer vollständig isolierten Sonde mit einem Haken (J- oder L-förmig, Abb. 4.16) an seinem Arbeitsende. Auf der anderen Seite befindet sich das Elektrokabel und ein Saugeransatz, der durch ein Trompetenventil bedient wird, das sich auf Fingerdruck öffnet. Die Saugvorrichtung ist notwendig, da bei der elektrochirurgischen Präparation regelmäßig Rauch entsteht, der die Sicht behindert.

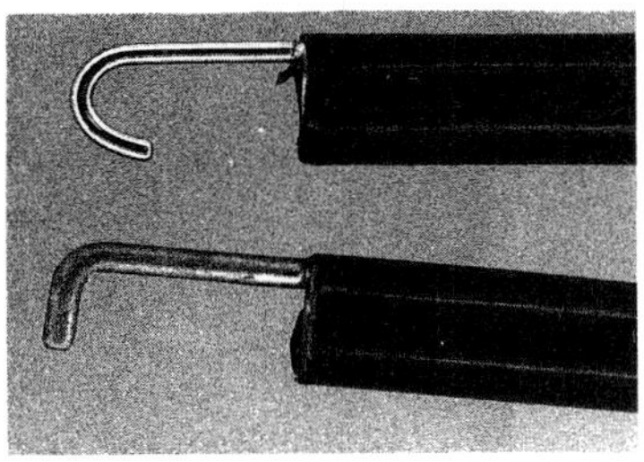

Abb. 4.16. Elektrochirurgische Hakenmesser gebogen oder L-förmig

Der Schneid- und Koagulationsstrom wird für Dissektion und Blutstillung benutzt. Es ist sicherer und ohne großes Risiko für eine Perforation, wenn man die elektrochirurgische Manipulation mit der runden Seite des Instrumentes durchführt. Der Haken findet Einsatz beim Anheben des ductus cysticus und der Arterie und bei stumpfer Präparation um und hinter diesen Strukturen.

Die eingestellte Stromstärke an der Elektrode wird durch Touchieren des angrenzenden Lebergewebes geprüft, bevor man mit der Präparation im Bereich des Cysticus beginnt. Die notwendige Nachregulierung am Elektrochirurgiegerät kann dann vorgenommen werden.

Die Dissektion beginnt lateral und schreitet nach medial in Richtung ductus choledochus fort. Man verwendet die Rundung des Hakenmessers, wobei ein Schnitt parallel zum dorsalen Abschnitt des ductus cysticus am kranialen Blatt des Peritoneums vorgenommen wird. Die Inzision wird hinter dem Cysticus durch stumpfe Präparation vertieft, wobei man das Hakenende einsetzt. Dieses wird sanft hin und her bewegt, sowohl hinter als auch unter dem ductus cysticus, wobei dieser aus dem ligamentum hepatoduodenale herausgehoben wird (Abb. 4.17). Alternativ dazu kann man diese stumpfe Präparation durchführen, indem man das gebogene

Abb. 4.17. Präparationstechnik mit dem elektrochirurgischen Hakenmesser. Das Hakenende wird benutzt, um den Cysticus anzuheben und stumpf kranial und dorsal zu präparieren

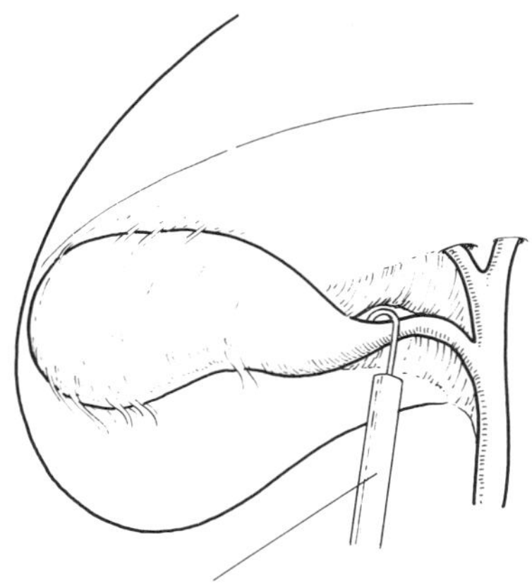

Ende des Dissektionsspatels nach Berci verwendet. Die Präparation wird so lange fortgesetzt, bis das untere Peritonealblatt des ligamentum hepatoduodenale erreicht ist. Dieses wird dann parallel zur Längsachse des ductus cysticus inzidiert, indem die runde Seite des Hakenmessers verwendet wird (Abb. 4.18). Bei angehobenem ductus cysticus entsteht ein deutlicher Schlitz zur arteria cystica hin, der durch stumpfe Dissektion erweitert wird und schließlich 1 cm Länge erreichen sollte. Elektrochirurgische Maßnahmen sollten mit dem Hakenmesser nicht zu nahe am ductus choledochus vorgenommen werden.

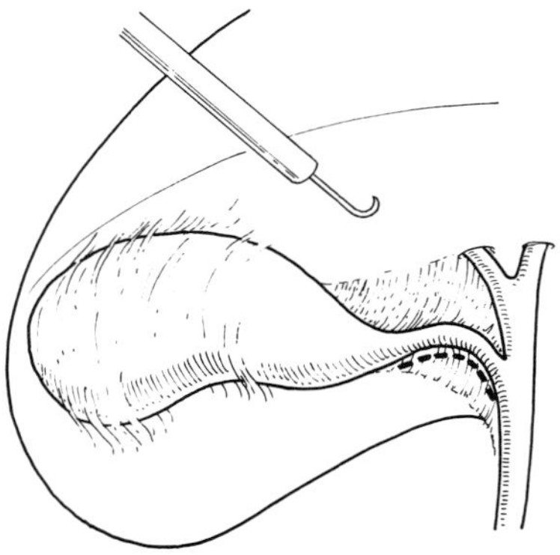

Abb. 4.18. Komplette Freipräparation des ductus cysticus durch Durchtrennen des kaudalen Peritonealblattes mit der Rückseite des Elektromessers

An unserer Klinik ziehen wir die scharfe Präparation mit Scheren vor, obwohl beide Methoden gute Ergebnisse liefern. Die Dissektion mit dem Elektromesser führt regelmäßig zur Entwicklung einer erheblichen Rauchmenge. Dadurch ist ständiges Saugen erforderlich, wobei immer Teile des Pneumoperitoneums verloren gehen. Die hintere Präparation zwischen ductus cysticus und arteria cystica kann mit dem Hakenmesser schwierig sein und ist teilweise auch gefährlich besonders bei geschlängelter rechtsseitiger arteria hepatica. Außerdem erfordert diese Methode ein erhebliches Maß an Sorgfalt und saubere Präparation. Das Hakenmesser kann sich außerdem im adventitiellen fibrösen, strangartigen Gewebe, dem Fett des Omentum und im ligamentum falciforme verfangen.

Verschluß des ductus cysticus durch Ligatur oder Clip

Die Unterbindung des ductus cysticus kann durch Clips (die meist bevorzugte Methode) oder durch Cat-Ligatur oder eine Kombination von beiden vorgenommen werden.

Einbringen einer Röderschlinge und Ligatur des mobilisierten ductus cysticus

In Kapital 3 wurde die Technik der Röderschlinge und des Gleitknotens beschrieben. Es wird im allgemeinen ein trockener 1/0-Chrom-Catfaden benutzt. Im Handel ist der Faden bereits mit einem Fadenschieber versehen und entweder als bereits vorgeknotete Endoschlinge oder als gerade Ligatur erhältlich (Ethicon, Serag-Wiesner-Naila). Alternativ dazu wird Fadenmaterial angeboten, das in einer Alkohollösung verpackt ist. Nach Auskippen desselben wird auf einem sterilen Tisch das Fadenmaterial für ca. 20 Minuten der Luft ausgesetzt, um zu trocknen – am Besten zu Beginn der Operation, um die vollständige Trocknung des Catgut zum Zeitpunkt seiner Verwendung sicherzustellen. Der Gleitknoten des Catfadens rutscht viel besser, wenn der Faden trocken ist und neigt nicht so sehr dazu, sich zu verwerfen.

Die erste Schlinge wird um den Cysticus am Ende der Gallenblase gelegt. Der 1/0-Chrom-Catfaden ist in den Fadenschieber eingeführt, wobei sich am Ende ein Knoten befindet. Am distalen Ende des Fadenschiebers erscheint der freie Faden. Er wird mit dem 3 mm-Nadelhalter gefaßt und innerhalb des Fadenapplikators in den Arbeitstrokar eingeführt (Farbabb. 4.12).

Die Fadenspitze wird um den Cysticus herumgeführt. Anschließend wird die Fadenspitze mit der Faßzange unterhalb des Cysticus gefaßt und zum Nadelhalter zurückgeführt, der dann benutzt wird, um die Fadenspitze wieder in den Fadenapplikator hineinzuziehen. Um zu verhindern, daß die Ligatur den Cysticus durchsägt, wird eine geschlossene Faßzange innerhalb der laufenden Schlinge eingesetzt, der diese unter Spannung hält. Ist das Ende der Ligatur wieder vor den Bauchdecken, legt die Instrumentierschwester ihren Finger auf die Öffnung des Fadenapplikators, während der Knoten der Röderschlinge vorbereitet wird. Der Röderknoten wird in einem bestimmten Modus vorgelegt, der überstehende Faden unterhalb des Knotens gekürzt. Der Fadenapplikator wird dann zurückgezogen, bis der Knoten darin verschwindet. Der Assistent oder der Chirurg schiebt dann den Knoten ins Abdomen durch den Fadenapplikator hindurch mit dem Fadenschieber gegen kontrollierten Zug am geknoteten proximalen Ende des Fadenschiebers. Dieser Vorgang kann entweder einhändig (wie wir es bevorzugen) oder beidhändig durchgeführt werden – hierbei wird der Fadenschieber mit der linken Hand vorgeschoben, indem man gleichzeitig mit der rechten Hand Zug am Catfaden aufrechterhält. Das Zuschieben des Knotens wird vom Chirurgen sorgfältig beobachtet, um sicherzustellen, daß kein Verzwirbeln der Fadenenden eintritt. Die entstehende Henkerschlinge wird mit dem Fadenschieber an das äußerste laterale Ende des ductus cysticus (Farbabb. 4.13) geschoben, bevor sie kräftig am gewünschten Platz zugezogen wird.

Anschließend erfolgt die Beurteilung des Knotens und dessen Lage auf dem Cysticus, nachdem der Fadenschieber einige Zentimeter zurückgezogen wurde. Bei gutem Sitz wird der Faden mit einer Schere durchtrennt. Faden, Fadenschieber und Fadenapplikator werden aus dem Arbeitstrokar entfernt. Die gleiche Vorgehensweise erfolgt, um eine Röderschlinge um das mediale Ende des ductus cysticus zu legen. Die Ligatur wird jedoch durch den oberen linken paramedianen Zugang eingeführt. Falls man beabsichtigt, ein Cholangiogramm über den Cysticus vorzunehmen, wird der Faden locker gelassen und lediglich daran gezogen. Andernfalls wird der Faden zugezogen, nach optischer Kontrolle der Ligaturfaden abgeschnitten und zusammen mit Fadenschieber und Fadenapplikator herausgezogen.

Clipapplikation im Bereich des ductus cysticus

Als Alternative zur Ligatur kann der Cysticus durch Clip verschlossen werden. Dazu kommen Metallclips (Tantal oder Titan) zur Anwendung, z.B. die Applikatoren von Storz oder Ethicon (Haemoclip), Filchieclip (Spezialclip, der zur Tubenligatur verwendet wird) oder von AutoSuture der Endoclipapparat. Letzterer ist zweifellos der Beste. Er wurde speziell für die laparoskopische Anwendung entwickelt und ist mit zwanzig 4 mm-Clips geladen, so daß wiederholtes Herausziehen des Instruments zum Nachladen eines Clips entfällt. Er besitzt eine äußere Steuerung, um die Achse des Maulteils auszurichten; damit gelingt es, die Clips sicher und akkurat zu plazieren, was von wesentlicher praktischer Bedeutung ist. Der Cysticus wird zuerst gallenblasennah, d.h. distal geclippt und nach dem Cholangiogramm proximal. Einige Chirurgen praktizieren das doppelte Clippen des proximalen Endes als zusätzliche Sicherheit. Es ist wichtig, daß die Clips in einem Winkel von 90° zur Längsachse des ductus cysticus gesetzt werden. Wir praktizieren zur Zeit das Clippen lateral und die Ligatur des medialen Endes des ductus cysticus mit Chrom-Catfaden.

Wenngleich das Clippen des Cysticus die schnellste und die meistverbreitete Methode zum Verschließen des ductus cysticus ist, müssen gewisse Nachteile ins Gedächtnis gerufen werden:

1. Der Vorgang des Clippens benötigt eine größere Länge des Cysticus als bei Anwendung der Röderschlinge.
2. Der Clip neigt zum Gleiten, es sei denn, er ist genau 90° zur Längsachse des Cysticus gesetzt.
3. Der AutoSuture Endoclip hat eine Standardclipgröße, die für die meisten Fälle geeignet ist. Bei 5–10% der Patienten liegt ein großer ductus cysticus vor, der nicht ganz in den Clip hineinpaßt. In dieser Situation kann man einen Applikator nehmen, der größere Clips enthält (z.B. Filchie) – oder man bevorzugt die Ligatur des ductus cysticus.
4. Metallclips könnten in den ductus choledochus eindringen und hier zur Steinbildung Anlaß geben; das ist eine wichtige Überlegung und der Grund, warum wir lateral einen Clip setzen und das mediale Ende des ductus cysticus ligieren.
5. Metallclips zeigen Störungen bei postoperativen Aufnahmen mit CT oder NMR. Es sind wohl absorbierbare Clips aus Polydyoxanon (Absolock, Ethicon) im Handel erhältlich, aber die Clips sind klobig; es gibt bis zum jetzigen Zeitpunkt noch keinen Applikator für die laparoskopische Anwendung, der zuverlässig funktioniert.

Cholangiogramm über den ductus cysticus

Ist ein Cholangiogramm beabsichtigt, wird das Ende des ductus cysticus zur Gallenblase hin unterbunden oder geclippt, während man das mediale Ende ungeknotet läßt. Die Röderschlinge wird nah am ductus choledochus angezogen. Die Kanülierung des ductus cysticus ist wesentlich vereinfacht worden durch die Entwicklung der speziellen Cholangiographiekanüle nach Olsen (Abb. 4.19), die durch eine der 5,5 mm-Arbeitstrokare eingebracht wird. Das Instrument besteht aus einem langen Metallrohr, durch das der Cholangiographiekatheter (Fr 4–5) eingeschoben wird. An seinem Ende hat das Instrument korbähnlich geformte Maulteile. Diese werden so lange offengehalten, bis der Katheter eingeführt ist. Danach werden sie geschlossen, halten damit den ductus cysticus fest und sichern gleichzeitig den Katheter.

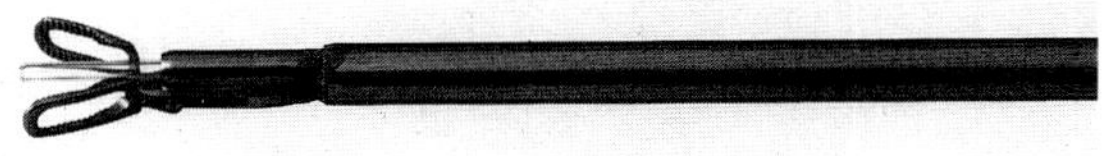

Abb. 4.19. Cholangiographiekanüle nach Olsen (Karl Storz-Endoskopie), zum Einführen eines Ureterenkatheters (Fr 4–5) in den ductus cysticus zur Cholangiographie

Ein langer Polyäthylen-Katheter oder (Ureterenkatheter) wird über einen Drei-Wege-Hahn mit einer Spritze mit Kochsalzlösung und Kontrastmittelspritze (20 ml) angeschlossen und in das Cholangiographiegerät eingeführt. Die beiden Instrumente werden dann gemeinsam durch den Arbeitstrokar im rechten unteren Mittelbauch in das Abdomen gesenkt. Mit geöffneten Greifbacken des Instruments wird der Katheter weiter vorgeschoben, bis er etwa 3 cm distal der Backen des Instruments liegt. Die Vorderwand des ductus cysticus wird mit einer feinen Mikroschere eröffnet und das Lumen geweitet bis die Katheterspitze im Lumen liegt. An der Cholangiographiekanüle wird dann in der Weise manipuliert, daß das Einführen des Katheters ermöglicht wird und der Katheter über den ductus cysticus in den ductus choledochus eingeführt werden kann (Abb. 4.20). Dieser Schritt wird wesentlich erleichtert, wenn man ständig Kochsalzlö-

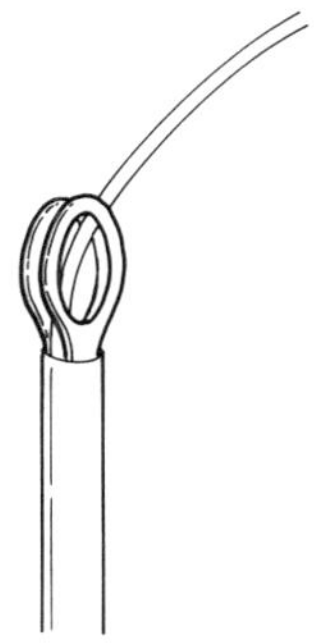

Abb. 4.20. Kanülieren des ductus cysticus. Der aus der Kanüle herausragende Katheter wird mit einem Winkel der Branchen gefaßt, um das Einführen zu erleichtern

sung durch den Katheter injiziert und damit die Schleimhautfalten des ductus cysticus glättet, während der Katheter in den Hauptgallengang vorgeschoben wird.

Ist der Katheter eine ausreichende Strecke vorgeschoben, wird die Cholangiographiekanüle nach medial verschoben, und es werden die Backen über dem ductus cysticus und dem Katheter geschlossen (Abb. 4.21). Das Kontrastmittel wird langsam injiziert. Nach 3, 7 und 10 ml erfolgt eine Röntgenaufnahme. Falls die Möglichkeit des Durchleuchtens besteht, verfolgt man das Füllen des Gangsystems während der Injektion des Kontrastmittels. Nach Beendigung der Cholangiographie werden die Branchen des Cholangiographieinstrumentes geöffnet und zusammen mit dem Katheter herausgezogen. Liegt am medialen Ende des ductus cysticus bereits eine Röderschlinge, wird diese angezogen und geknotet, um den ductus cysticus zu verschließen (Farbabb. 4.14). Alternativ dazu wird der ductus cysticus geclippt, wie oben beschrieben.

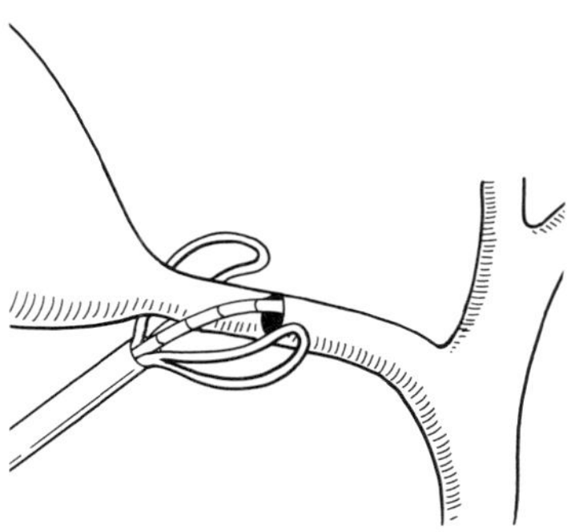

Abb. 4.21. Die Branchen werden um den ductus cysticus herum geschlossen, um sowohl den Katheter zu fixieren als auch einen Austritt von Gallensekret und Kontrastmittel während der zu Injektion verhindern

Durchtrennung des ductus cysticus

Zwischen den Ligaturen bzw. Clips wird der ductus cysticus durchtrennt. Bei kurzer Länge ist es sicherer, diesen näher zur lateralen Ligatur bzw. Clip hin zu durchtrennen, um einen ausreichenden Stumpf jenseits des medialen Clips bzw. der Ligatur zu erhalten. Wir benutzen lieber die Hakenschere, da diese es dem Chirurgen gestattet, den ductus cysticus von der Arterie beim Durchtrennen wegzuziehen (Farbabb. 4.15). Die andere Technik wäre die elektrochirurgische Durchtrennung des ductus cysticus mit dem Hakenmesser. Hierbei wird beim Durchtrennen mittels Diathermie Zug am ductus cysticus ausgeübt. Einige Chirurgen benutzen lieber den KTP-Laser zum Durchtrennen des ductus cysticus.

Präparation, Ligatur/Clip und Durchtrennung der arteria cystica

Die Durchtrennung des ductus cysticus eröffnet das Calotsche Dreieck und erweitert den Blick in beträchtlichem Maße auf die arteria cystica (Abb. 4.22). Die Präparation macht es erforderlich, minutiös dicht an

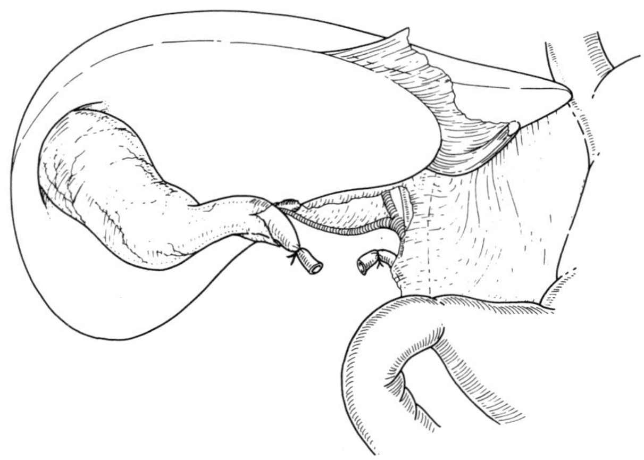

Abb. 4.22. Die Durchtrennung des ductus cysticus eröffnet das Calotsche Dreieck und zeigt die volle Länge der arteria cystica

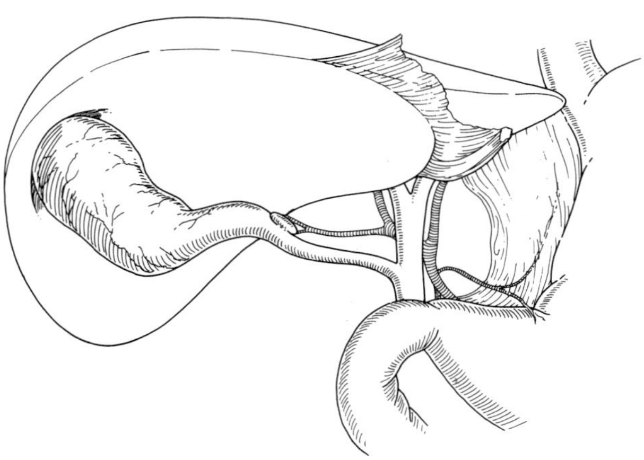

Abb. 4.23. Normale Anatomie der arteria cystica im Calotschen Dreieck. Es findet sich fast regelmäßig ein Ast (manchmal doppelt) zum Gallenblasenhals verlaufend, der elektrokoaguliert und durchtrennt wird

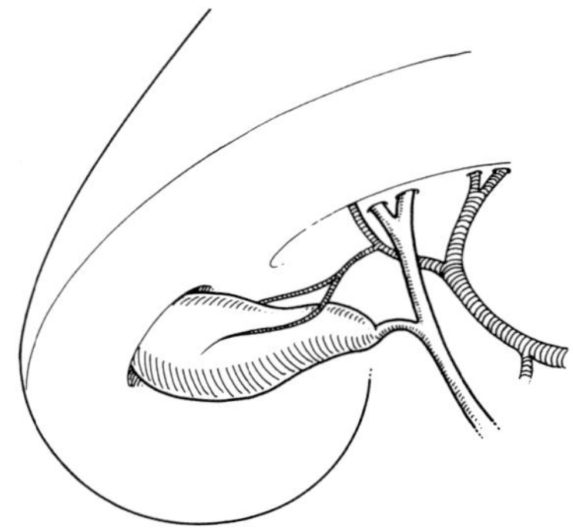

Abb. 4.25. Frühe Aufteilung der arteria cystica im Calotschen Dreieck. Beide Äste müssen getrennt geclippt werden

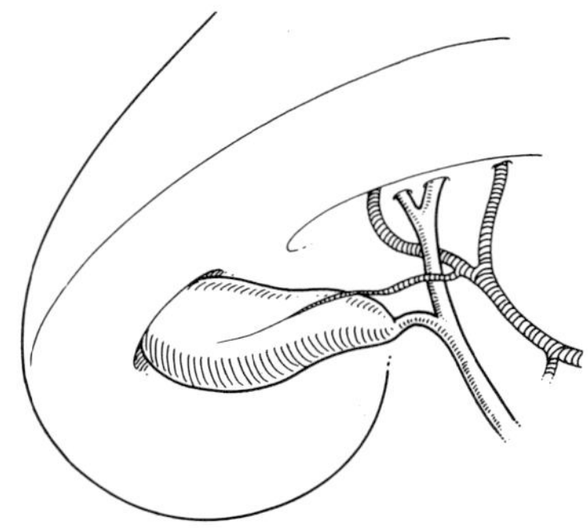

Abb. 4.26. Ventral gelegene arteria cystica. Diese Variante kann leicht als ductus cysticus fehlgedeutet werden, entweder von der rechten arteria hepatica oder der arteria hepatica communis entspringen und den ductus choledochus ventral auf dem Weg zur Gallenblase überkreuzen

den Gefäßen zu präparieren. Die übliche Anatomie ist in Abb. 4.23 für die arteria cystica gezeigt. Der Chirurg sollte immer auf der Hut vor einer geschlängelten arteria hepatica dextra sein (Abb. 4.24). Diese macht sowohl das Erkennen als auch die Präparation der arteria cystica schwierig. Andere wichtige Anomalien sind eine frühe Teilung der arteria cystica (Abb. 4.25), eine ventral gelegene arteria cystica, wobei die Gefäße vor dem ductus cysticus gelegen sind (Abb. 4.26), und ein abweichender Ursprung der rechten arteria hepatica von der arteria mesenterica superior (Abb. 4.27).

Die Präparation der arteria cystica wird am besten mit einer Schere mit stumpfen Enden durchgeführt. Es gibt Kollegen, die den Dissektionsspatel nach Berci oder das elektrochirurgische Hakenmesser vorziehen. In jedem Fall muß die Arterie aus

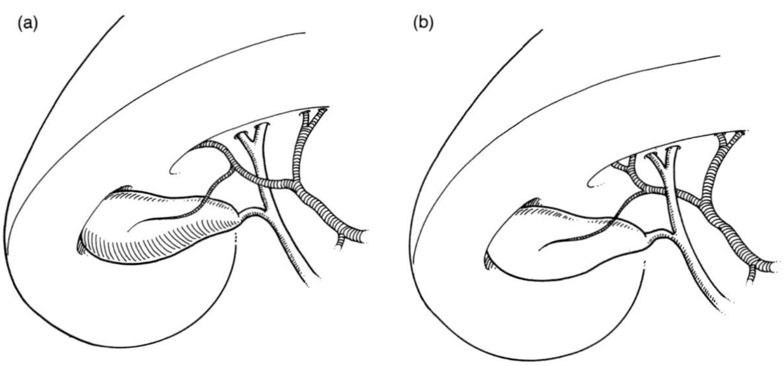

Abb. 4.24a–b. Zwei gängige Typen einer geschlungen verlaufenden arteria hepatica dextra
Im Beispiel (a) schlängelt sich die arteria hepatica dextra vor dem ductus choledochus und gibt die arteria cystica im Bereich der Bogenspitze ab
Im Beispiel (b) verläuft die arteria hepatica dextra dorsal des ductus choledochus im Calotschen Dreieck. Diese gängigen Anomalien müssen identifiziert werden, um Beschädigungen und Blutungen zu vermeiden. Sie gestalten die Präparation schwierig, aber machen sie nicht unmöglich

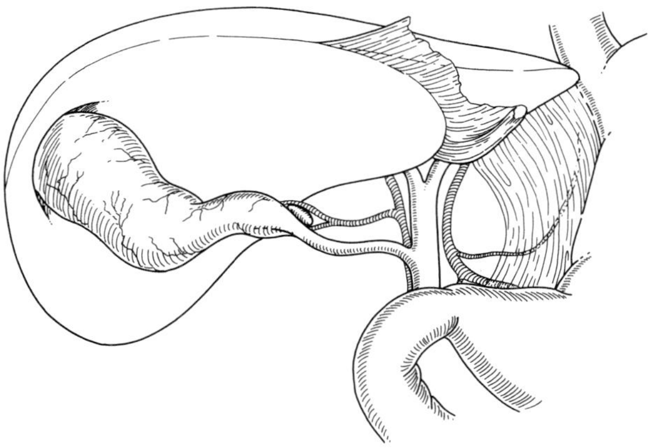

Abb. 4.27. Unabhängiger Abgang der arteria hepatica dextra aus der arteria mesenterica superior. Diese Anomalie ist leicht zu erkennen, neigt jedoch dazu, dorsal im Bereich des ductus cysticus an der Einmündung zum Choledochus festzuhängen. In dieser Situation ist es am besten, eine längere Manschette des ductus cysticus medial zu belassen. Die arteria cystica, die von einer aberrierenden arteria hepatica dextra abgeht, ist häufig kurz und teilt sich frühzeitig

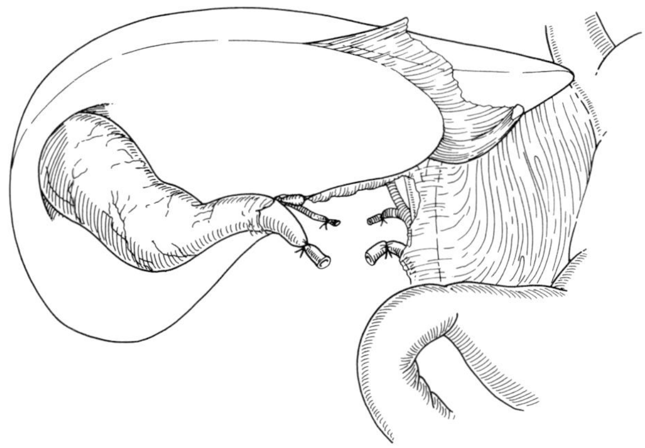

Abb. 4.28. Die arteria cystica ist geclippt und durchtrennt. Einige Chirurgen praktizieren ein doppeltes Clippen proximal, um ein ausreichend großes Ende nach dem Clip zu erreichen. Bei kurzer arteria cystica wird lediglich proximal geclippt. Die Durchtrennung erfolgt nach Fassen des distalen Endes und anschließendem Elektrokoagulieren des Stumpfes. Der entscheidende praktische Gesichtspunkt dafür ist, einen ausreichend großen Stumpf der arteria cystica hinter dem proximalen Ende der Ligaturen oder des Clips zu belassen

seinen fibrösen Verbindungen zum anliegenden Leberbett über eine Distanz von etwa 1 cm freipräpariert werden. Es ist sicherer, die erforderliche Länge lateral in Richtung Gallenblasenhals zu gewinnen. Falls das Operationsfeld durch eine Sickerblutung behindert wird, muß mit der Präparation innegehalten werden: unter Druck wird gespült und dann gesaugt, und anschließend werden die Blutungspunkte durch Diathermie koaguliert. Die vollmobilisierte Arterie wird geclippt oder proximal und distal ligiert (Abb. 4.28). Da es sich um eine Endarterie handelt, muß Clippen und Ligatur am distalen Ende der arteria cystica nicht unbedingt erfolgen, aber es ist wünschenswert, um Blutungen im Operationsfeld zu minimieren. Als Alternative bietet sich die vorsichtige Koagulation vor der Durchtrennung der Arterie an, die in einem sicheren Abstand von Ligatur/Clip-Punkt erfolgt. Die Arterie wird entweder durch die Hakenschere oder das Diathermiemesser, wie vorher beschrieben, durchtrennt.

Herauslösen der abgetrennten Gallenblase aus dem Leberbett

Präparation der Gallenblase

Dieser Operationsschritt ist relativ glatt und komplikationslos bei Patienten mit nichtentzündeter und funktionsfähiger Gallenblase. Es ist jedoch bei fibrosierten und verwachsenen Organen schwierig und langwierig. Man muß darauf achten, daß die Präparationsebene in der losen fibrösen Schicht erfolgt, die Gallenblase und darunterliegendes Leberparenchym trennt. Falls die Präparation zu nah an der Leber erfolgt, entstehen nennenswerte

Blutungen, unabhängig von dem konkreten Risiko, mit den Instrumenten das Lebergewebe zu verletzen. Das Abpräparieren der Gallenblase von der Leber kann auf folgende drei Arten durchgeführt werden:

1. Beidhändige Präparation durch eine Schere mit stumpfen Enden;
2. Präparation mit dem elektrochirurgischen Hakenmesser, ergänzend zu dem Dissektionsspatel nach Berci;
3. Laserdissektion (KTP).

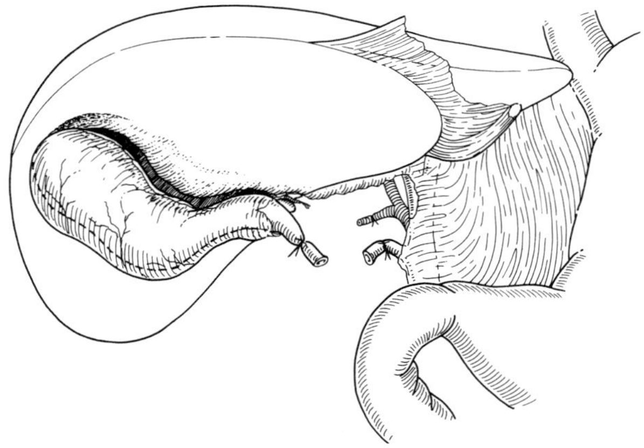

Abb. 4.29. Schematische Darstellung der Präparationstechnik der abgetrennten Gallenblase von der Leber. Die Präparationslinien verlaufen entlang des Gallenblasenrandes und zwischen Gallenblase und Leberbett

Beidhändige Scherenpräparation

Die Präparation beginnt am Gallenblasenhals und wird in definierten Ebenen gegen den Gallenblasenfundus hin vorgenommen:

1. entlang des vorderen Randes der Gallenblase;
2. entlang des dorsalen Randes des Organs;
3. entlang der zentralen Verbindungen des Gallenblasenbettes (Abb. 4.29).

Die Gallenblase wird mit einer Faßzange gestreckt gehalten. Der Serosaüberzug der Gallenblase wird oberflächlich mit der Schere eingeschnitten ca. 0,5 cm vom Leberrand entfernt (Abb. 4.30). Die geschlossenen Scheren werden anschließend in diese Inzision eingeführt. Mit geöffneten Branchen heben sie eine Serosafläche vom Organ ab. Alle sichtbaren Serosagefäße werden koaguliert, bevor der Peritonealüberzug durchtrennt wird. Dieser Vorgang wird wiederholt, bis der Gallenblasenfundus erreicht wird. Die Schere wird anschließend in den rechten unteren Zugang im Bereich der vorderen Axillarlinie eingeführt, die Gallenblase wird angehoben und

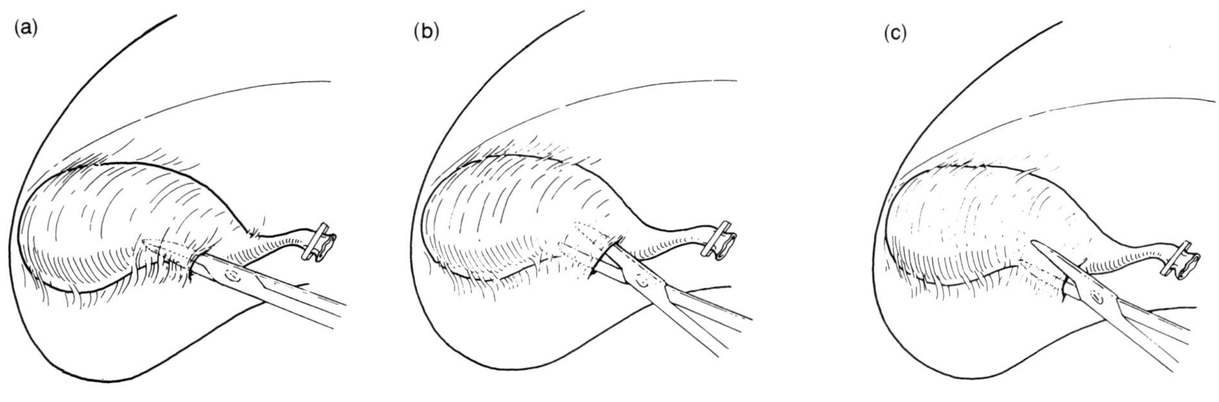

Abb. 4.30a–c. Scherenpräparation entlang des vorderen Gallenblasenrandes:
(a) Nach kleinem Schnitt in der Serosa wird die stumpfnäsige Präparierschere geschlossen zwischen Serosa und Gallenblasenwand vorgeschoben. (b) Die Schere wird gespreizt, um die Serosa flach flächenförmig anzuheben. (c) Der unterminierte Serosaüberzug wird anschließend durchtrennt

anschließend die Dissektion des kaudalen Randes der Gallenblase in ähnlicher Weise vorgenommen, beginnend am Gallenblasenhals bis zum Fundus. Zum Abschluß wird das fibröse Bindegewebe, das zentral zwischen Gallenblasenwand und Leberbett liegt, unter Koagulation jeglicher Blutungspunkte durchtrennt (Farbabb. 4.16). Auch hier ist es wesentlich, bei der Präparation in der fibrösen Schicht zwischen Gallenblase und Leber zu bleiben, um Blutungen und Verletzungen des Leberparenchyms zu vermeiden.

Nach der Separierung der beiden Seiten und des Corpus der Gallenblase bleibt lediglich der apikale Rest des Fundus im Bereich des Leberrandes übrig (Farbabb. 4.17). Zu diesem Zeitpunkt sollte noch vor vollständiger Abtrennung des Organs das Gallenblasenbett auf Bluttrockenheit geprüft werden. Da die Verbindungen zum Fundus häufig Blutgefäße enthalten, sollten sie vor der Durchtrennung koaguliert werden. Die völlig herausgelöste Gallenblase wird anschließend im Bereich des Omentum abgelegt (Farbabb. 4.18).

Präparation mit dem elektrochirurgischen Hakenmesser

Diese Methode wird häufiger praktiziert als die oben geschilderte, obwohl die Prinzipien der Präparation ähnlich sind. Initial werden die Seiten der Gallenblase vom Gallenblasenhals zum Fundus hin getrennt, wobei der Rücken des Hakenmessers mit Koagulations- oder Schneidstrom verwendet wird. Die stumpfe Dissektion mit dem Hakenmesser wird vorzugsweise mit dem Berci-Spatel kombiniert, um die Seiten der Gallenblase zu mobilisieren. Nach Abschluß dieser Operationsphase wird der Hals gefaßt und aufwärtsgezogen, um mit der Präparation der Unterseite der Gallenblase und deren Trennung vom Leberbett zu beginnen. Dies wird durch eine Mischung zwischen elektrochirurgischem und stumpfem Präparieren innerhalb der fibrösen Schicht, die Gallenblase und Leberparenchyme trennt, durchgeführt. Blutstillung erfolgt durch Elektrokoagulation, wie sie bereits während der Dissektion benutzt wird. Das Gallenblasenbett wird anschließend auf Blutung und Gallenausfluß kontrolliert, bevor der Gallenblasenfundus komplett entfernt wird.

Die Gefahr, versehentlich die Gallenblasenwand zu perforieren, ist bei der elektrochirurgischen Präparation mit dem Hakenmesser größer als bei Scherenpräparation mit stumpfen Branchenenden.

Laserdissektion

Diese Technik wurde von Reddick et al. (1989) eingeführt und veröffentlicht. Die Methode ist zweifellos effektiv und mindert den Blutverlust. Für die laparoskopische Chirurgie ist der KTP/532-Laser das geeignetste System. Nach Ansicht des Autors jedoch bringt die Anwendung des Lasers keine Vorteile gegenüber den oben beschriebenen Methoden. Die Laseranwendung hat den Nachteil einer zusätzlichen Rauchentwicklung im Bereich des Operationssaals, auch ist eine umfangreiche Ausstattung notwendig. Die Methode birgt ein zusätzliches Risiko in sich und führt zum Kostenanstieg für die Abteilung. Außerdem sind die Langzeiteffekte (falls es welche gibt) von hochenergiereichem grünem Licht auf das Peritoneum nicht bekannt.

Akzidentelle Perforation der Gallenblasenwand

Die beste Vorbeugemaßnahme ist die minuziöse Präparationstechnik innerhalb der richtigen Gewebeschicht. Die Gefahr ist größer bei einer chronisch entzündeten, nicht funktionsfähigen Gallenblase und bei

Benutzung des elektrochirurgischen Hakenmessers. Folgende Maßnahmen sind erforderlich, wenn diese Komplikation eintritt:

1. Beherrschen des Gallenaustritts;
2. Peritoneallavage;
3. Antibiotikatherapie.

Beherrschen des Gallenaustritts

Falls die Perforation klein ist, kann der Gallenaustritt leicht durch Fassen mit einer Faßzange gestoppt werden, um dann zwei Clips tangential über die Wand unter der Perforation zu setzen (Abb. 4.31). Alternativ dazu kann man die Perforation mit einer vorgelegten Röderschlinge zuziehen. Nach Einführen des Fadens mit dem Fadenschieber wird ein Paar Faßzangen intraperitoneal durch die Röderschlinge geführt, um die Wand der Gallenblase im Bereich der Perforation zu fassen. Die Wand wird in die Schlinge hinein angehoben, bevor die Schlinge mit dem Fadenschieber zugezogen wird (Abb. 4.32). Kleine Läsionen können in dieser Art versorgt werden. Sind die Verletzungen jedoch größer, so bleibt nichts anderes übrig, als Gallenblaseninhalt und Gallenflüssigkeit außerhalb der Gallenblase abzusaugen. Zusätzlich müssen die Steine durch einen 11 mm-Trokar entfernt werden. Es ist wegen des Infektionsrisikos wünschenswert, alle Steine, die in den Peritonealraum entweichen, zu entfernen. Die Entleerung der Gallenblase, macht die Entfernung des Organs schwieriger, aber nicht unmöglich.

Peritoneallavage

Wenn alle Gallenflüssigkeit abgesaugt ist, erfolgt die Reinigung der subhepatischen Gegend und der angrenzenden Peritonealfalten durch die Saug-Spül-Automatik.

Antibiotikatherapie

Eine zusätzliche i.v.-Gabe eines Antibiotikums wird unverzüglich vorgenommen, üblicherweise ein Cephalosporin der dritten Generation. Nach unserer Meinung sollten diese Patienten eine Antibiotikatherapie über insgesamt fünf Tage erhalten.

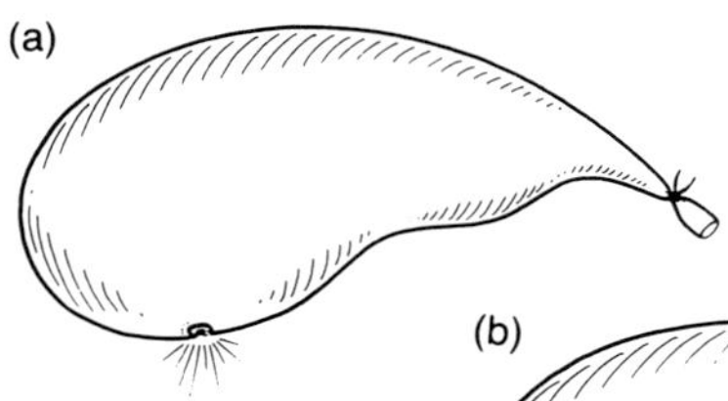

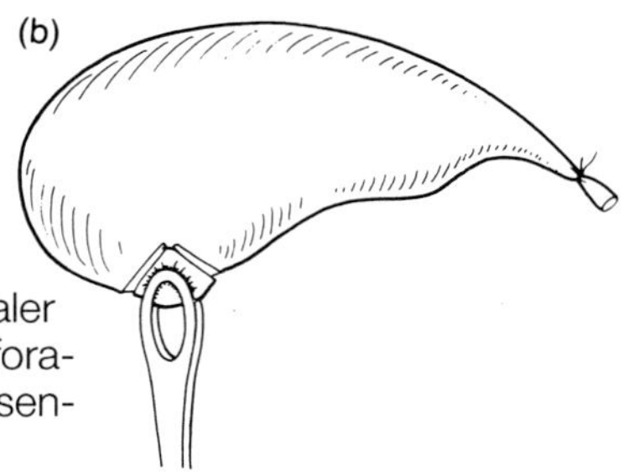

Abb. 4.31. Tangentialer Clip bei kleiner Perforation der Gallenblasenwand

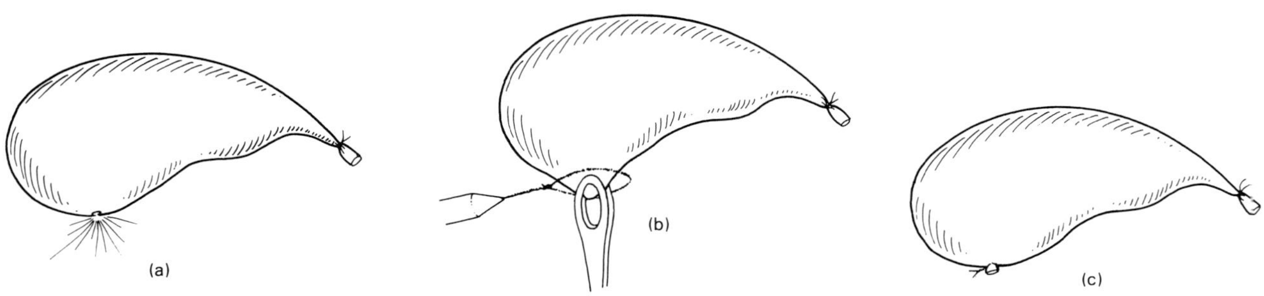

Abb. 4.32. Verschluß des Gallenblasenrisses unter Verwendung einer Röderschlinge mit trockenem Chrom-Catgut

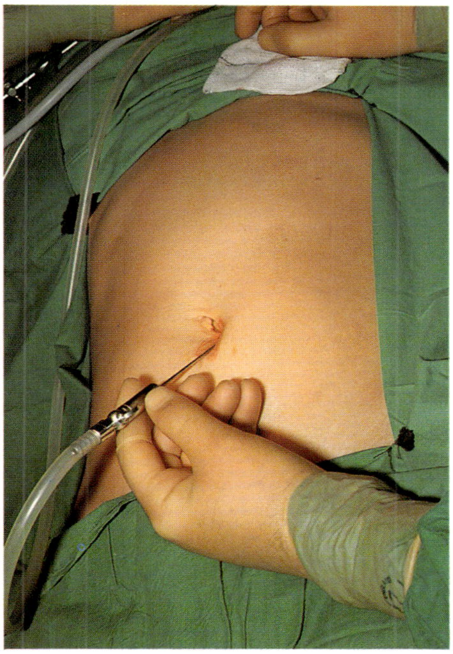

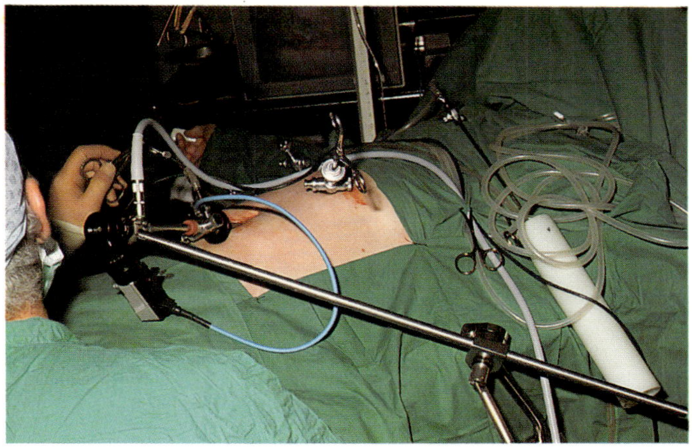

Farbabb. 3.1. (links) Die Veressnadel ist direkt infraumbilikal zum Insufflieren der Peritonealhöhle eingestochen

Farbabb. 3.2. (oben) Arretierbarer Laparoskophalter, der am Ninewells Hospital, Dundee, verwendet wird

Farbabb. 3.3. (unten) Photodemonstration der einzelnen Schritte bei der Ligatur von röhrenförmigen Strukturen durch Rödergleitknoten mit Catgut in den Schritten a–i

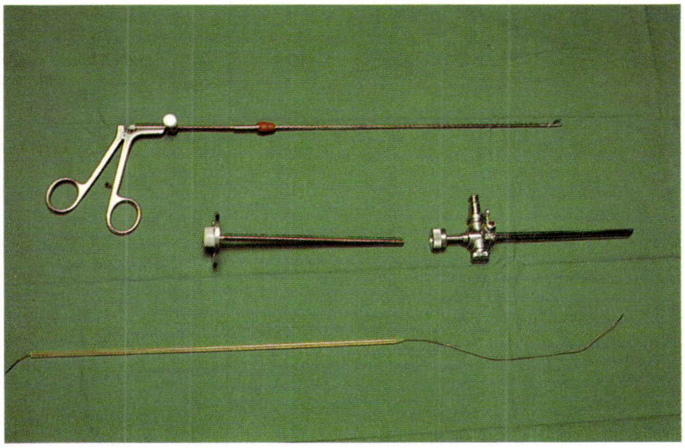

Farbabb. 3.3a. Die notwendigen Instrumente sind: 5,5 mm-Arbeitstrokar, Nahtapplikator, Fadenschieber mit Naht, 3 mm-Nadelhalter, Hakenschere (nicht abgebildet) und eine Faßzange

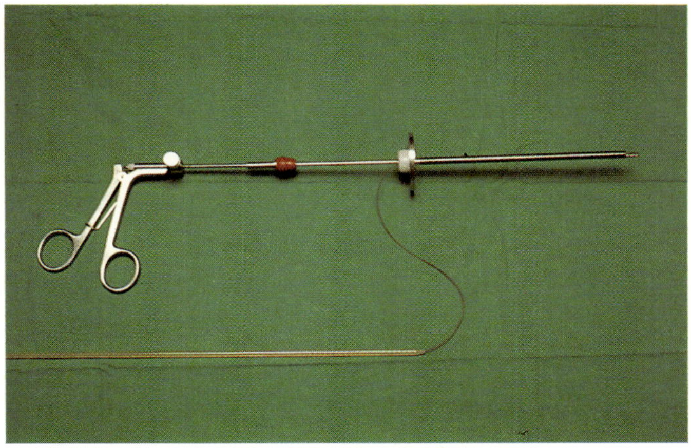

Farbabb. 3.3b. Schritt 1: Laden des Fadenapplikators mit dem 3 mm-Fadenhalter, der den Faden faßt

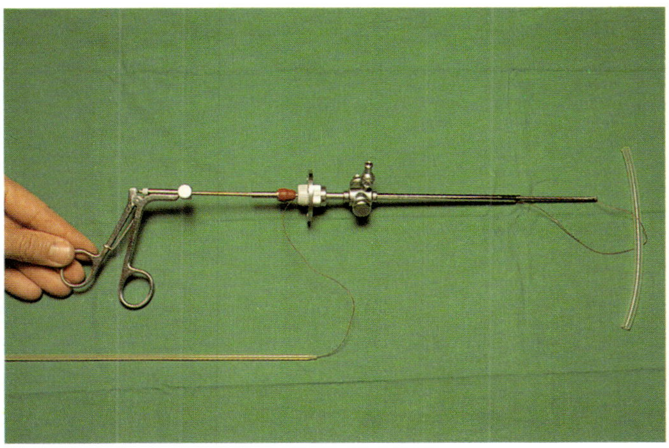

Farbabb. 3.3c. Schritt 2: Einsetzen des geladenen Fadenapplikators in den Trokar und Herumführen des Fadens um die zu ligierende 'Struktur'

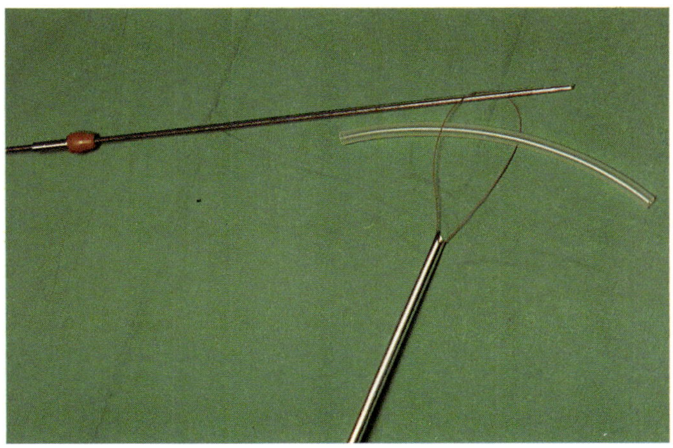

Farbabb. 3.3d. Schritt 3: Zurückziehen des Fadens durch den Nadelapplikator, wobei mit einer Faßzange ein Durchsägen der 'Struktur' verhindert wird

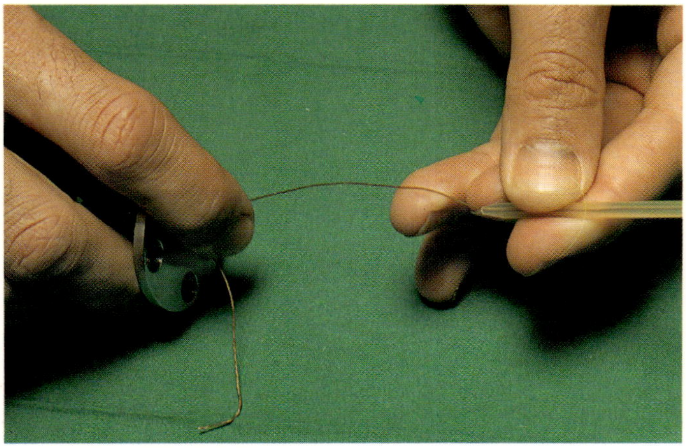

Farbabb. 3.3e. Schritt 4: Der Finger des Assistenten verschließt den Nahtapplikator

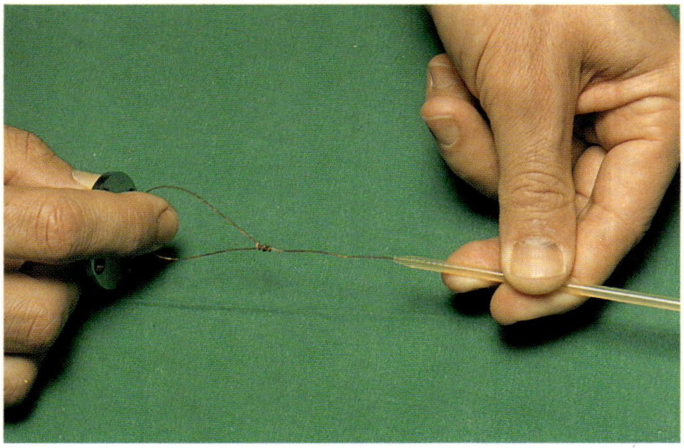

Farbabb. 3.3f. Schritt 5: Vorgefertigter Röderknoten

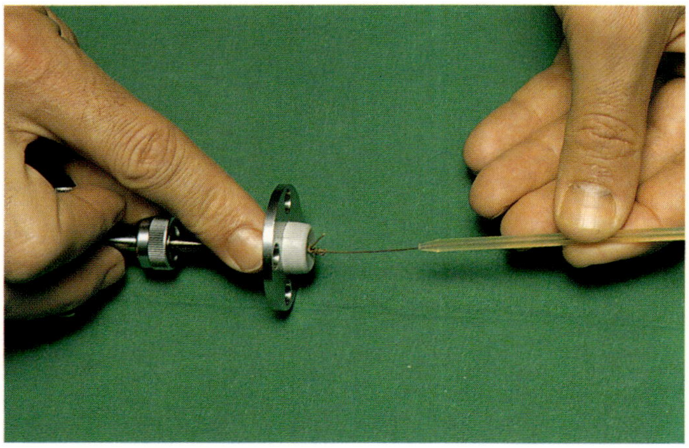

Farbabb. 3.3g. Schritt 6: Der Knoten wird in den Nahtapplikator eingeführt

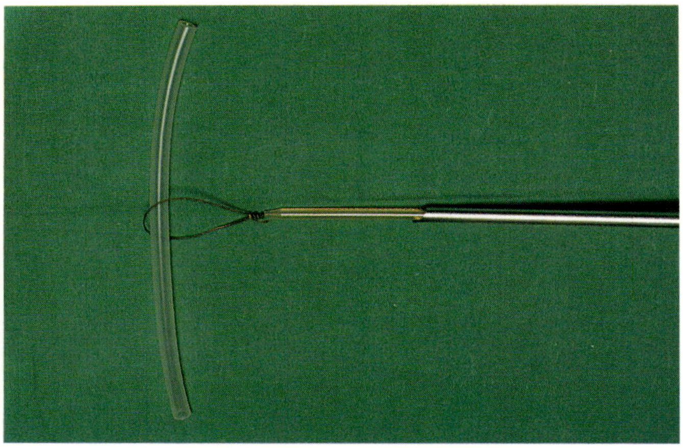

Farbabb. 3.3h. Schritt 7: Der Röderknoten wird mit dem Fadenschieber vorgeschoben, wobei am Fadenende Gegenzug beibehalten wird

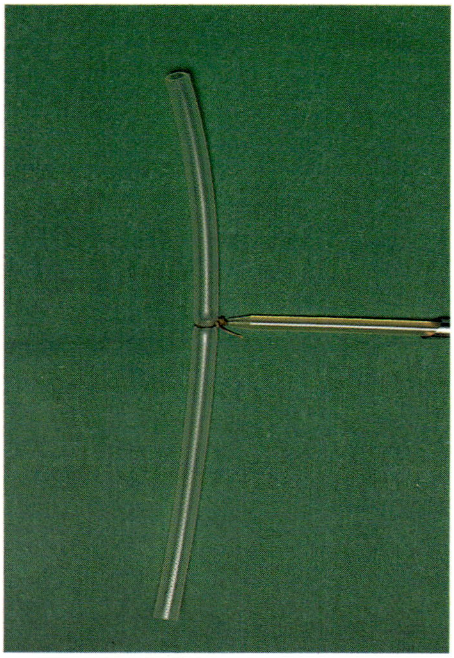

Farbabb. 3.3i. Schritt 8: Situation am Ende des Knotenvorgangs

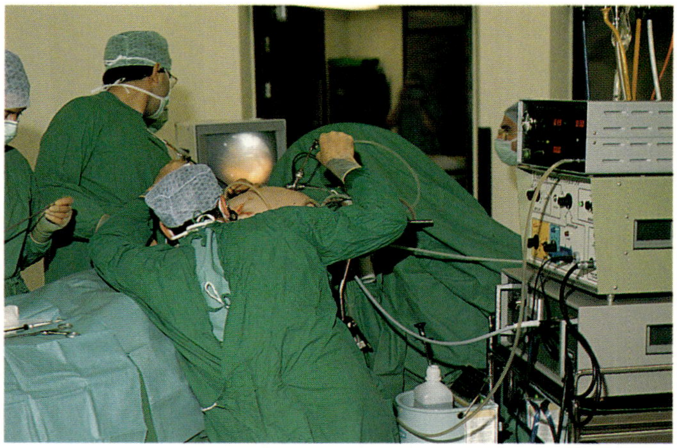

Farbabb. 4.1. Rückenlage des Patienten für die laparoskopische Cholezystektomie. Der Chirurg sitzt an der linken Seite des Patienten. Die Verwendung des Beamsplitters erlaubt gleichzeitige Sicht durch das Endoskop und über den TV-Monitor

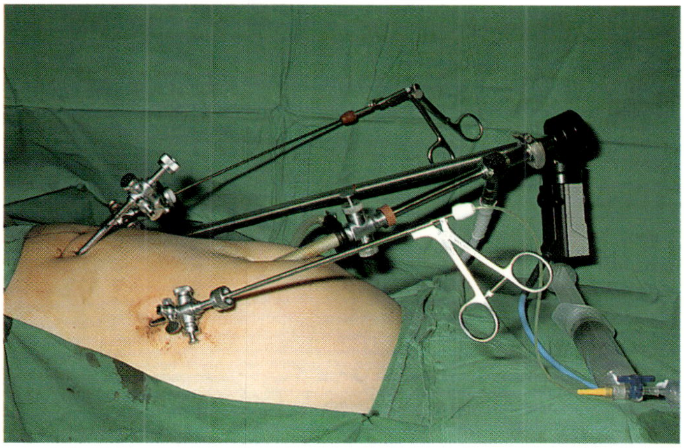

Farbabb. 4.2. Patientenabdeckung bei laparoskopischer Cholezystektomie: Die freiliegende Fläche entspricht derjenigen bei der offenen Operation

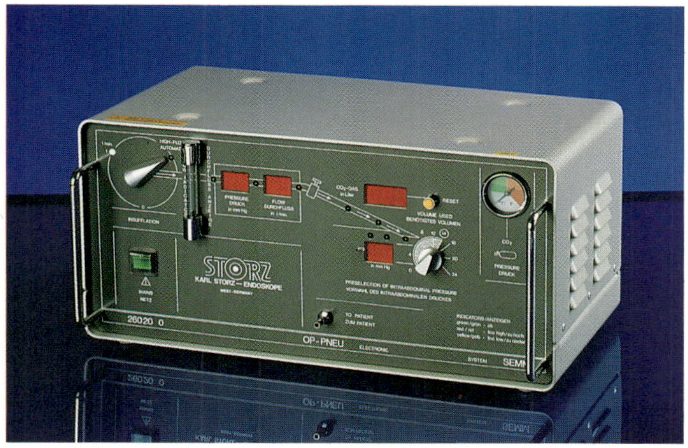

Farbabb. 4.3. Moderner elektronischer High-Flow-Insufflator mit variabler Limitierung von Flow und Druck

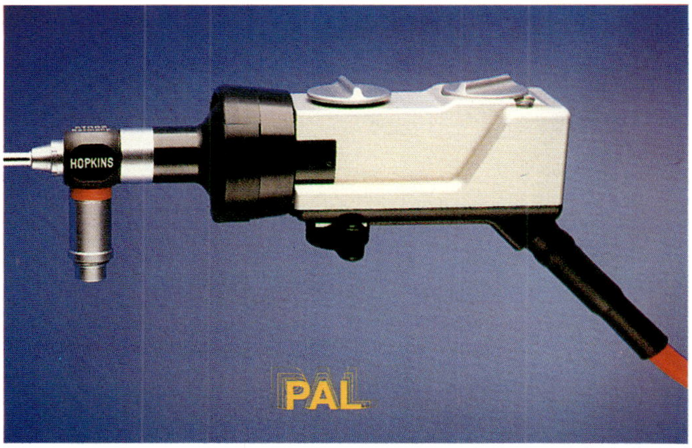

Farbabb. 4.4. Moderne Mikro-Chip-Kamera mit Zoomlinse, eine Erleichterung für das TV-Monitoring

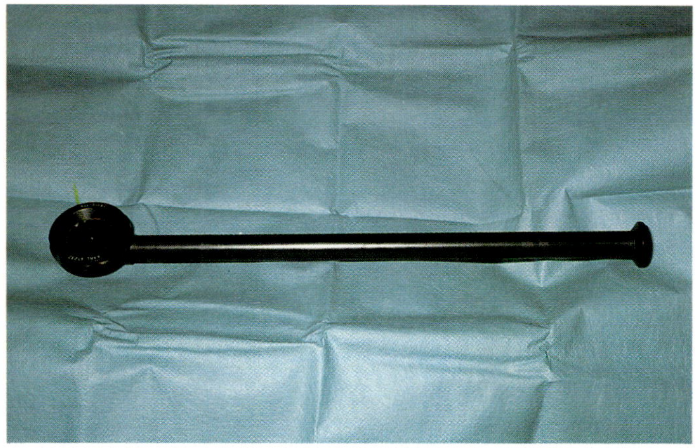

Farbabb. 4.5. Gerader optischer Arm für die Farbphotographie mit einem 80:20 Beamsplitter, der den größten Teil des Lichts an die Kamera weiterleitet

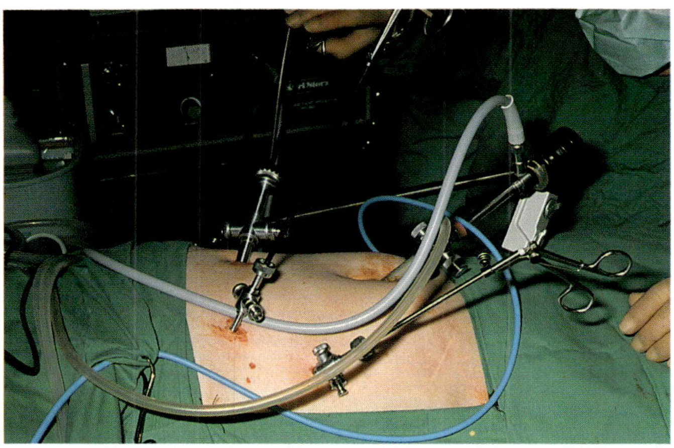

Farbabb. 4.6. Arbeitstrokare *in situ*

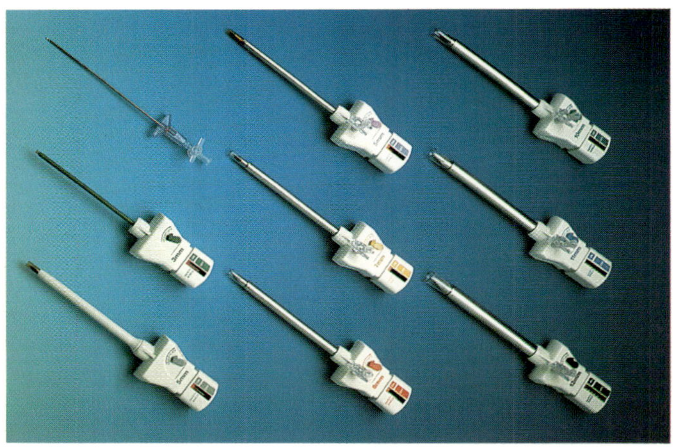

Farbabb. 4.7. Einmaltrokare verschiedener Ausführung

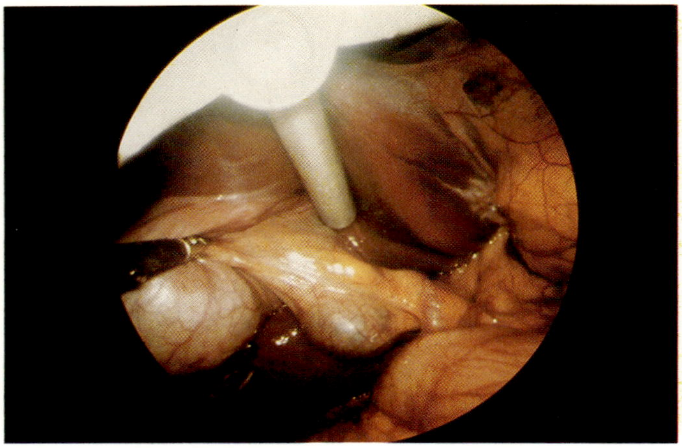

Farbabb. 4.8. Anatomie des ligamentum hepato duodenale. Ein Endotraktor wird über das Ende einer 30°-Vorausblick-Optik hinausgeschoben mit einem Clip am Ende, um die Leber aus dem Blickfeld zu halten

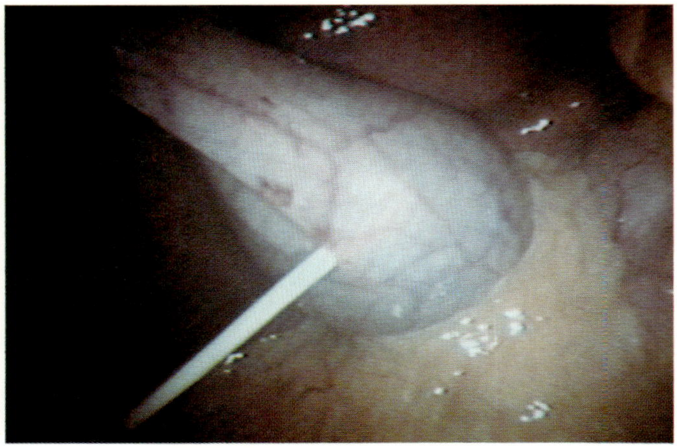

Farbabb. 4.9. Ein Ballonkatheter ist in die Gallenblase eingeführt, um das Kontrastmittel für die Cholezyst-Cholangiographie einzubringen. Der Ballonkatheter dient als praktischer Retraktor bei der Dissektion der Gallenblase

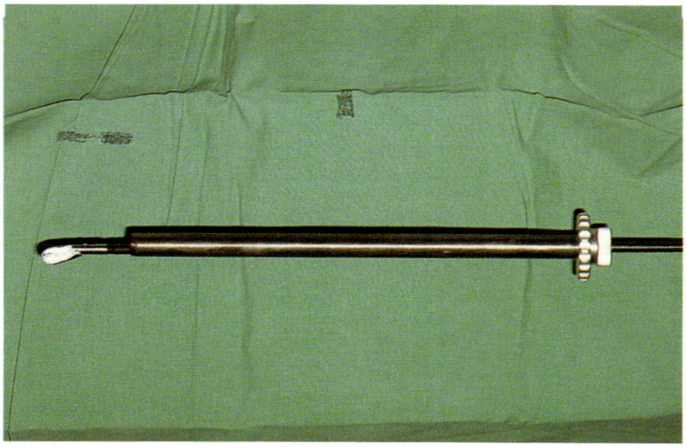

Farbabb. 4.10a. Technik zum Einführen eines Stieltupfers durch den unteren 11 mm-Trokar zur stumpfen Präparation

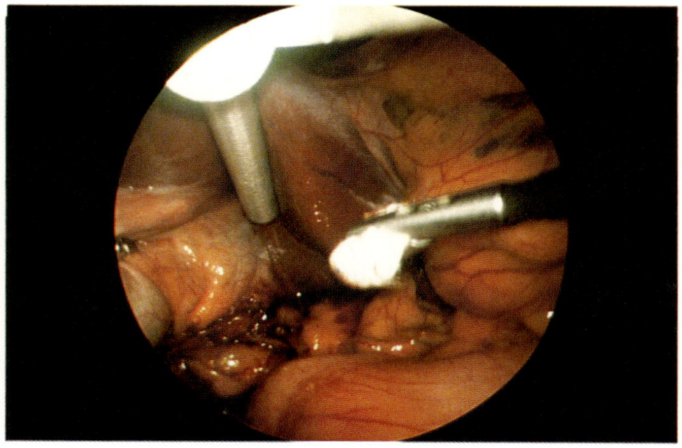

Farbabb. 4.10b. Stumpfe Präparation mit den Stieltupfern im Bereich des ductus cysticus

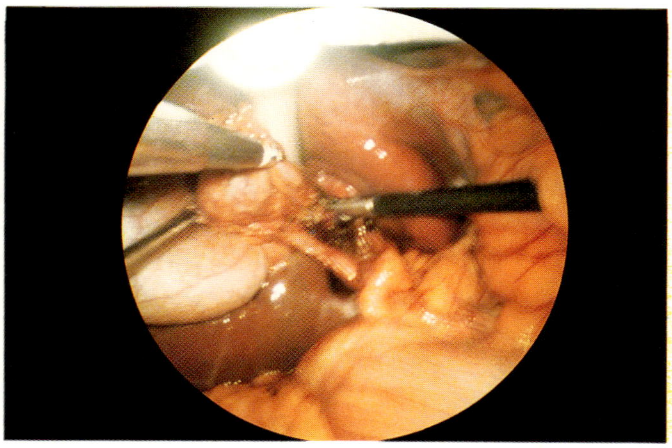

Farbabb. 4.11. Abgeschlossene Präparation des ductus cysticus

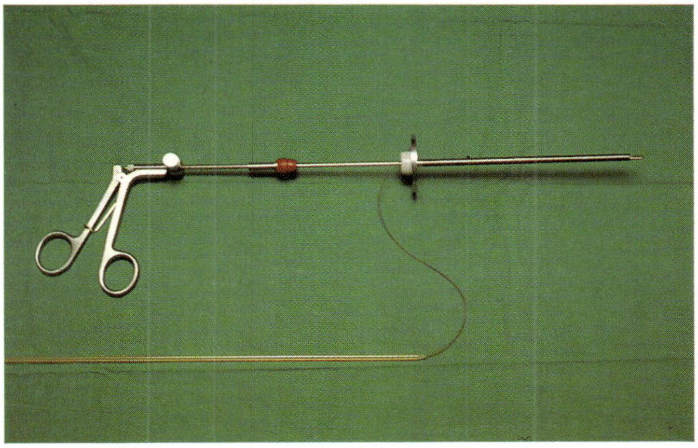

Farbabb. 4.12. Ein trockener Catgut-Faden wird distal des Fadenschiebers an seinem Ende mit dem 3 mm-Nadelhalter gefaßt, dieser wird über den Arbeitstrokar in den Fadenapplikator eingeführt

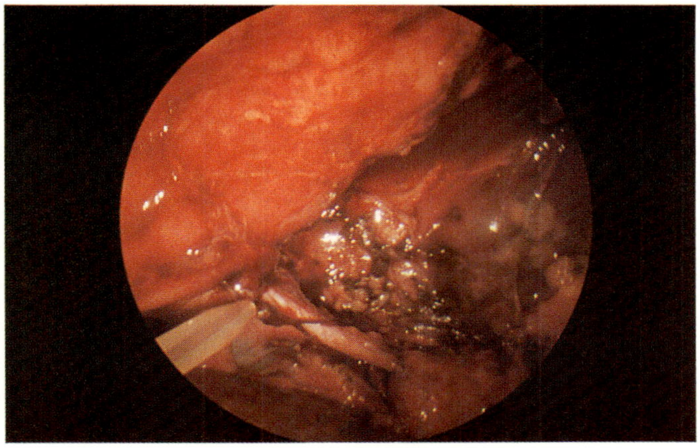

Farbabb. 4.13. Kompletter Röderknoten um den ductus cysticus – noch nicht angezogen

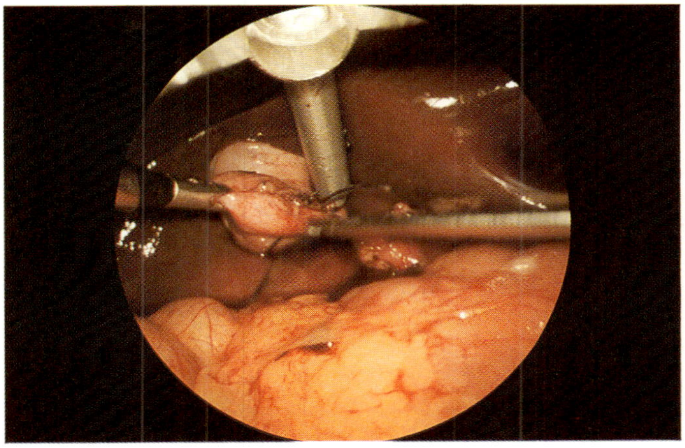

a

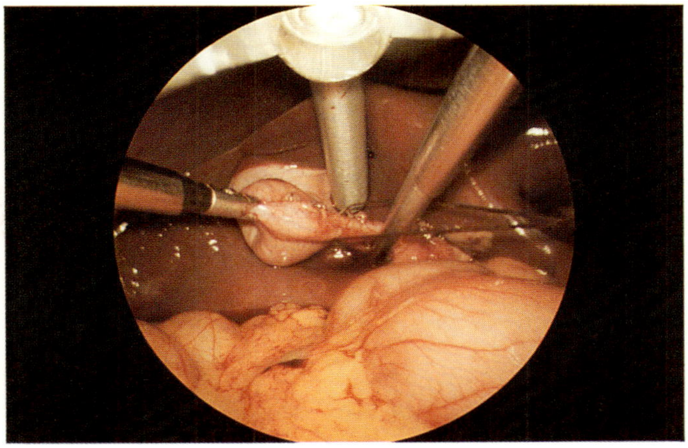

b

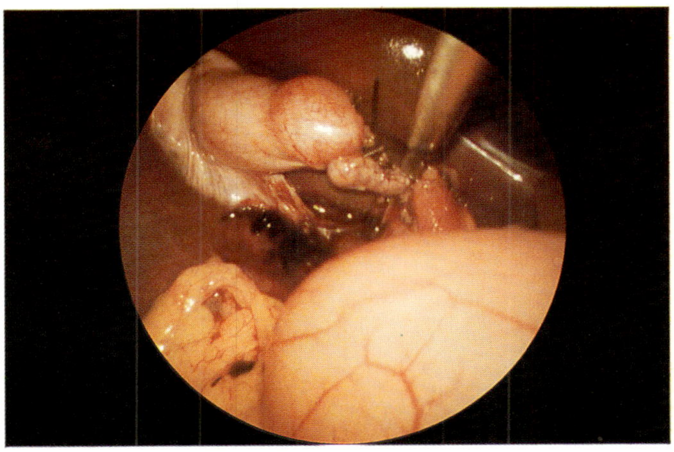

c

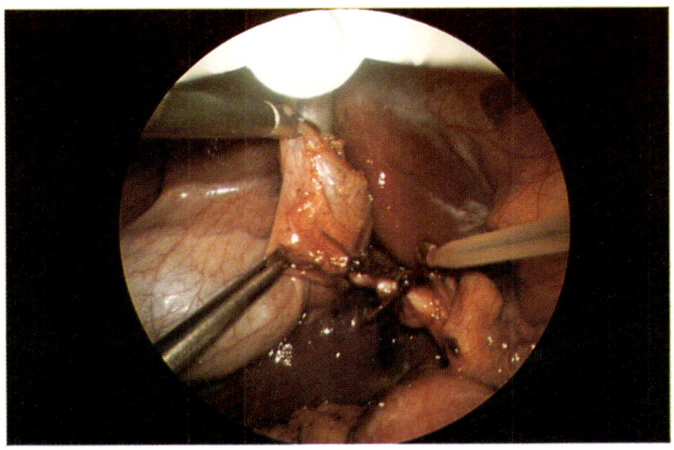

d

Farbabb. 4.14. Nach dem Cholangiogramm wird die Kanüle aus dem ductus cysticus entfernt und der Cysticus medial ligiert (a – d)

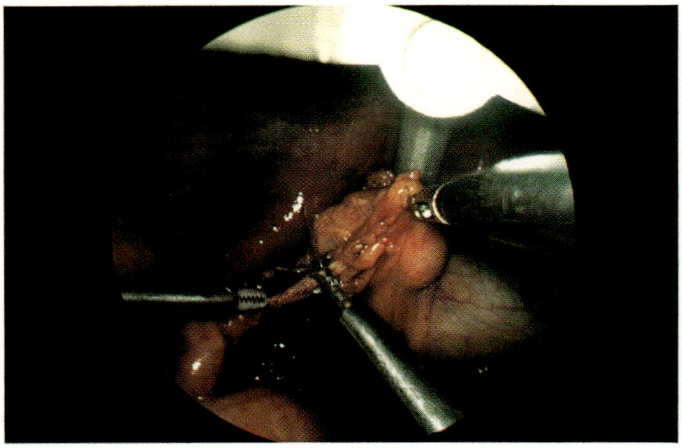

Farbabb. 4.15a. Durchtrennen des ductus cysticus unter Verwendung einer Hakenschere. Der ductus cysticus wird während der Durchtrennung von der Arterie weggezogen

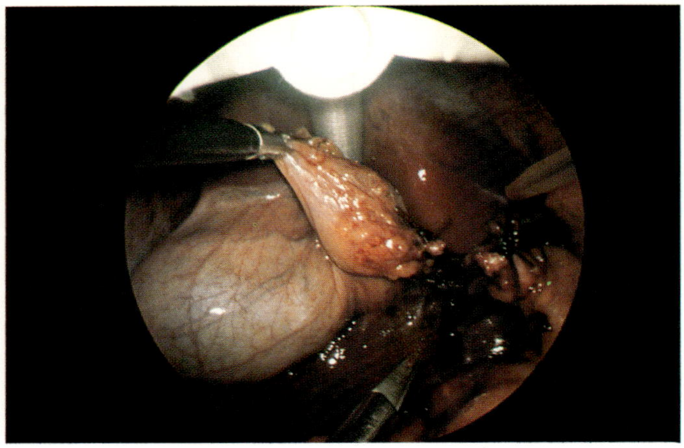

Farbabb. 4.15b. Vollständige Durchtrennung des ductus cysticus zwischen zwei Ligaturen

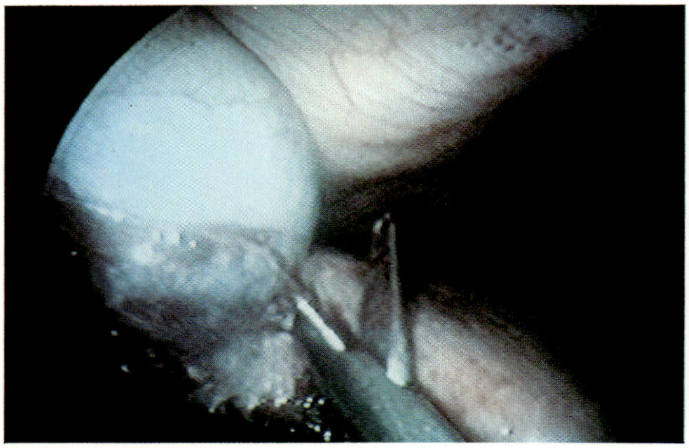

Farbabb. 4.16. Scherenpräparation der Gallenblase von der Leber an seiner unteren Fläche. Die Dissektion erfolgt in der Bindegewebsschicht zwischen den beiden Organen, um eine Blutung zu minimieren und eine Verletzung des Leberparenchyms zu vermeiden

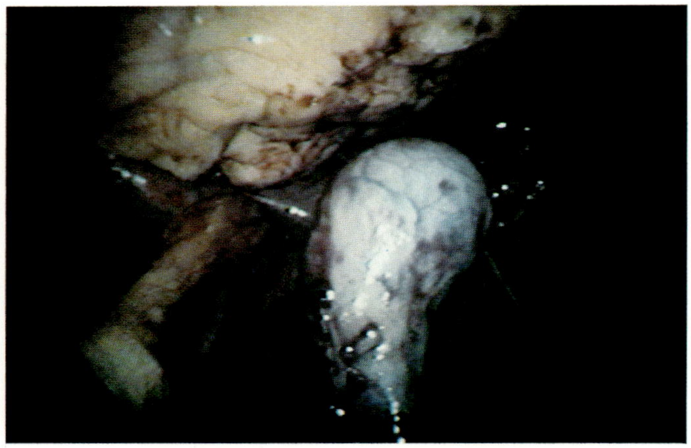

Farbabb. 4.17. Verwachsungen des Gallenblasenfundus mit dem Oberrand der Leber. Vor dem kompletten Abpräparieren der Gallenblase wird das Gallenblasenbett auf Blutung und Gallenfistel hin kontrolliert

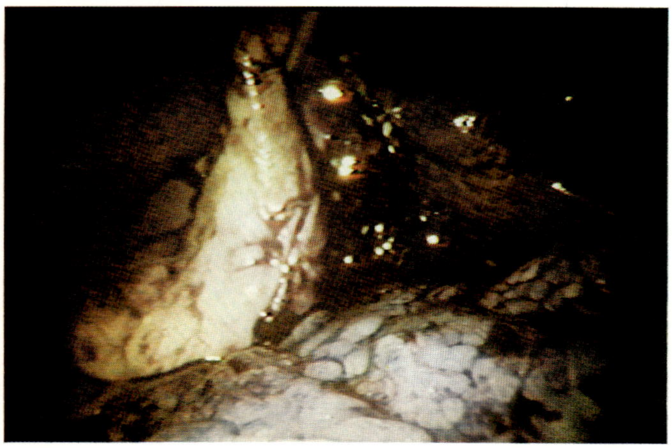

Farbabb. 4.18. Die abgetrennte Gallenblase wird im Bereich des omentum minus bis zu ihrer Entfernung abgelegt

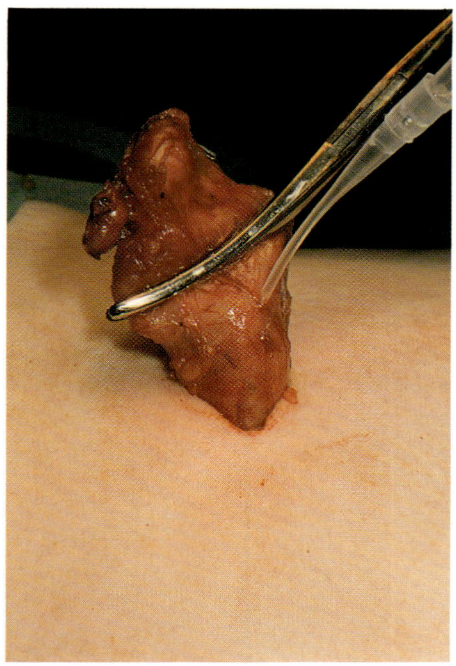

Farbabb. 4.19. (rechts) Das Entfernen der kollabierten Gallenblase mit geringer Steinfülle über die subumbilikale Inzision bereitet keine praktischen Probleme

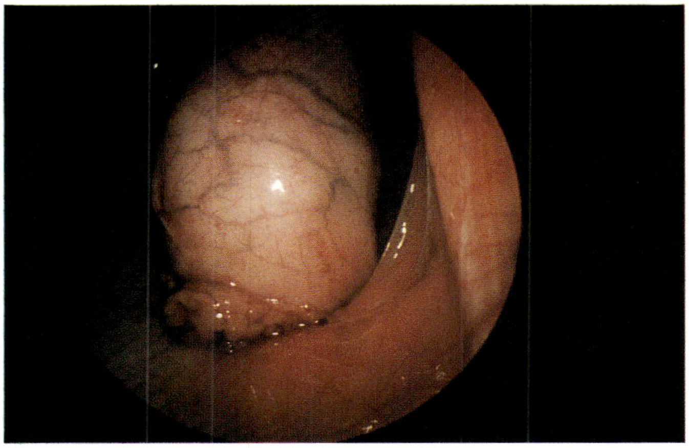

Farbabb. 4.20. Prallgefüllte Gallenblase mit großer Steinmasse erfordert spezielle zusätzliche Maßnahmen, um das Entfernen zu ermöglichen

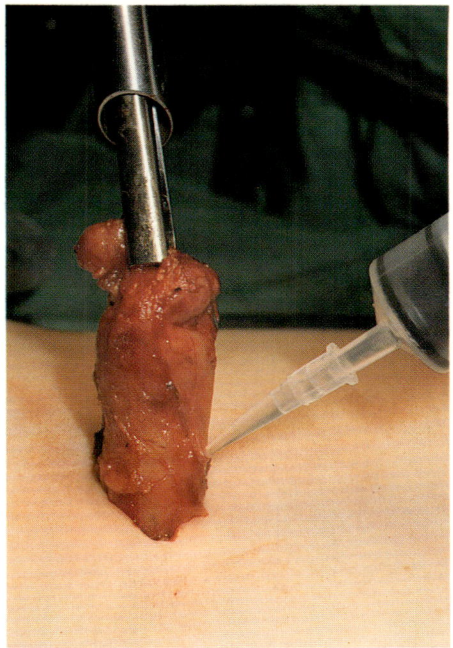

Farbabb. 4.21. Die Gallenblase wird mit einer kräftigen Faßzange gefaßt, die über den Haupttrokar eingeführt wird

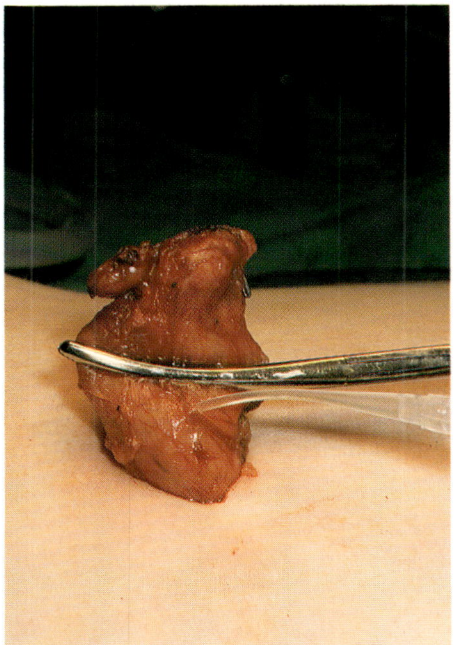

Farbabb. 4.22a. Eine kräftige Arterienfaßzange wird über den Gallenblasenhals der teilweise extrahierten Gallenblase gesetzt. Der Inhalt der Gallenblase wird aspiriert

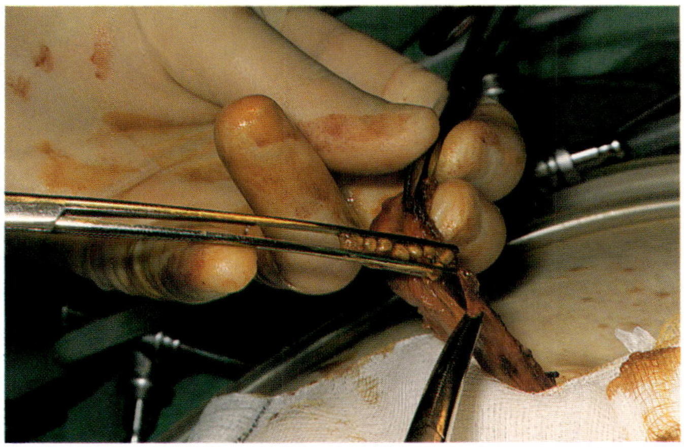

Farbabb. 4.22b. Entfernen und Zertrümmern der Steine über eine Eröffnung am Gallenblasenhals

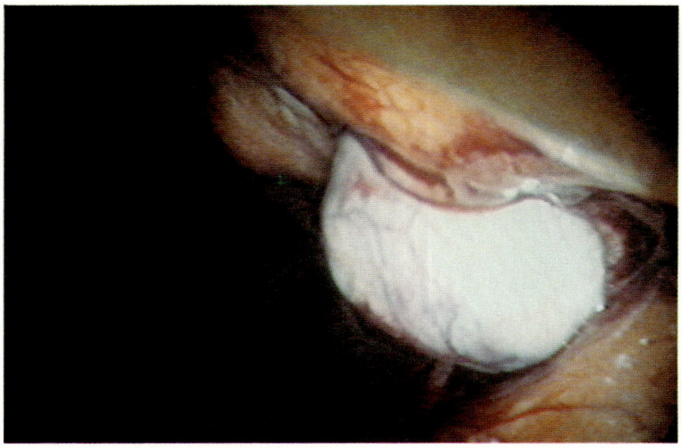

Farbabb. 4.23a. Gallenblasenfundus in tiefen Bauchdekkenschichten liegend mit einem großen Stein

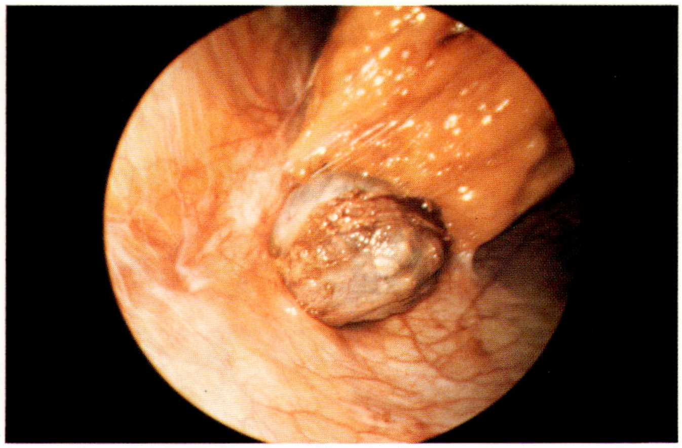

Farbabb. 4.23b. Gleiche Gallenblase zur endgültigen Entfernung von den Steinen entleert

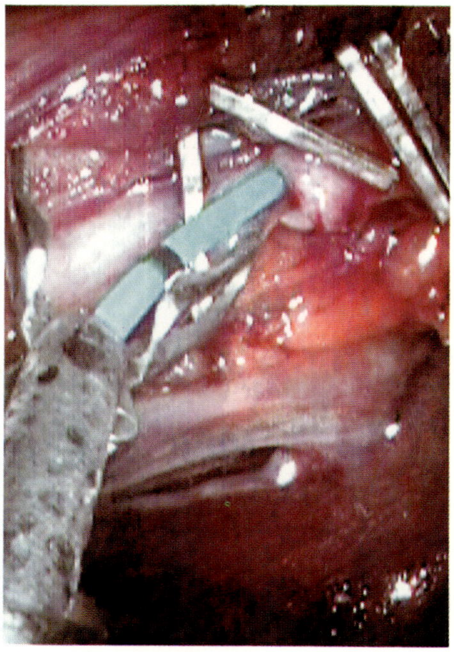

Farbabb. 5.1. Kanülieren des ductus cysticus mit dem Olsensystem. Die Backen sind geöffnet, bis der Metalltubus den ductus cysticus berührt. Danach werden diese geschlossen, um den Katheter im Lumen des ductus cysticus zu sichern

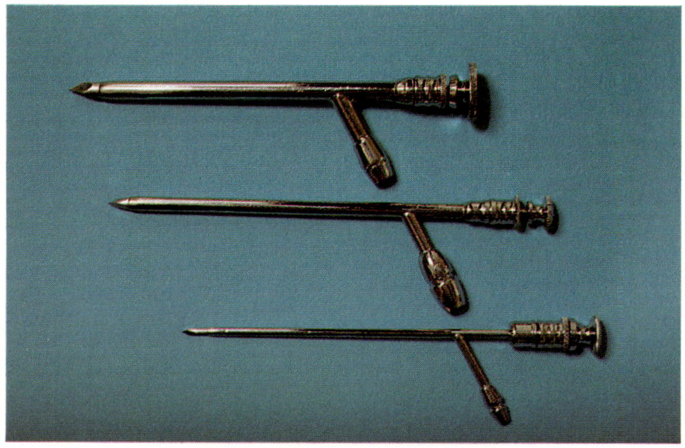

Farbabb. 7.1. Mayo-Oschner-Saugspültrokar zum Entleeren des Gallenblaseninhalts

Entfernen der Gallenblase

Die Gallenblase wird über die Inzision subumbilikal extrahiert. Falls das Organ klein ist mit geringer Steinmasse, bietet dieser Operationsschritt keine Probleme (Farbabb. 4.19). Ist das Organ sehr groß, und ist insbesondere die Gallenblase mit einer großen Steinmenge gefüllt (Farbabb. 4.20), sind besondere Maßnahmen erforderlich.

Entfernen der Gallenblase mit kleinen Steinen

Die Endokamera und die Optik werden aus dem subumbilikalen Trokar entfernt, da dies die optimale Stelle zum Extrahieren des Organs ist. Die Optik wird anschließend in den 11 mm-Trokar oben links eingeführt. Eine kräftige, sich selbst arretierende Faßzange wird über den subumbilikalen Haupttrokar eingeführt, um den Gallenblasenhals zu fassen (Farbabb. 4.21). Anschließend wird diese in den Haupttrokar hineingezogen. Nach Eintritt des Gallenblasenhalses in die Trokarhülse, wird diese mitsamt der Zange, die die Gallenblase weiter hält, retrahiert, so daß die Gallenblase durch die Bauchdecke gleitet, da ständiger Zug aufrechterhalten wird. Ein Zurückschieben der Gallenblase mit der Trokarhülse sollte nicht versucht werden, da dies mit einer Verletzung des Organs einhergeht. Es besteht die Gefahr, daß sich der Inhalt in die freie Bauchhöhle entleert. Falls die Gallenblase mit Gallenflüssigkeit gefüllt ist, wird diese abgesaugt, wenn der Hals des Organs vor den Bauchdecken liegt (s. u.).

Entfernen von großen, mit Steinmassen gefüllten Gallenblasen

Das folgende gilt für Organe, die viele kleine Steine enthalten oder einzelne große Konkremente (> 2 cm). Der erste Schritt ist ähnlich dem oben beschriebenen Vorgehen. Während Dauerzug an der Gallenblasenfaßzange aufrechterhalten wird, zieht man die Trokarhülse zurück, um den Gallenblasenhals, der vor den Bauchdecken liegt, darzustellen. Danach wird die Gallenblasenfaßzange durch eine kräftige Klemme ersetzt, die den Gallenblasenhals faßt (Farbabb. 4.22a). Folgende Vorgehensweisen sind nun möglich:

1. Entleeren des Gallenblaseninhalts;
2. Mechanisches Zertrümmern der großen Gallensteine (Farbabb. 4.22b);
3. Weiten der Inzisionen im Bereich der linea alba um die Gallenblase herum;
4. Erweitern der Inzision.

Gewaltsamer Zug sollte in diesem Stadium vermieden werden, da der steingefüllte Gallenblasenfundus in den parietalen Bauchdecken gefangen ist (Farbabb. 4.23).

Entleeren des Gallenblaseninhalts

Die Entleerung kann durch Aspiration mit einer 50 ml-Spritze vorgenommen werden, die auf eine durch den Gallenblasenhals eingeführte Plastikkanüle (Medicut, Venflon) aufgesetzt ist. Als Alternative bietet sich der Gebrauch einer Saugvorrichtung (Mayo-Oschner) zum Entleeren des Organs an. Dieses Verfahren ist besonders effektiv bei Gallenschlamm und kleinen Gallensteinen. Es sollte bei diesem Vorgehen darauf geachtet werden, die Umgebung abzudecken und ein Austreten des Inhalts zu vermeiden.

Mechanisches Zerkleinern großer Steine

Das Zerkleinern gelingt durch den Gebrauch von kräftigen Arterienklemmen oder speziell entwickelten Lithotriptoren

(z. B. aus der Blasenstein-Lithotripsie), die durch den offenen Gallenblasenhals eingeführt werden. Die Fragmente werden vor dem Entfernen der Gallenblase extrahiert.

Aufdehnen der Perforation der linea alba um die Gallenblase herum

Dies gelingt am besten durch das Einführen von zwei feinen Langenbeckhaken auf jeder Seite. Jeder wird zwischen Gallenblase und Bauchwand eingeführt. Die Wunde wird dann auseinandergezogen und gleichzeitig wird am Gallenblasenretraktor gezogen. Es wird Dauerzug beibehalten, wobei die Gallenblase um ihre Längsachse hin und her rotiert wird, bis sie frei ist.

Erweitern der Inzision

Bei Gallenblasen, die sehr große Steine enthalten (> 3,0 cm), ist die sicherste Methode, die Inzision in der Mittellinie nach distal zu erweitern, um eine Entwicklung des Organs zu ermöglichen.

Abschließende Inspektion und Saugspülung der Peritonealhöhle

Das Pneumoperitoneum wird erneut angelegt und die Optik eingeführt. Die Saugspülkanüle wird durch den linken oberen paramedianen Trokar eingebracht.

Inspektion, Saugspülung und Elektrokoagulation

Alle Koagel werden entfernt. Der subhepatische Raum und das Gallenblasenbett werden unter Druck mit Kochsalzlösung gespült und dann abgesaugt. Jeder kleinere Blutungspunkt wird durch Elektrokoagulation gestillt. Bei Operationsende muß das Gallenblasenbett trocken sein. Die Leberoberfläche wird sorgfältig auf mögliche versehentliche Stichverletzungen untersucht, die durch eingeführte Instrumente verursacht werden und subkapsuläre Hämatome verursachen können.

Der subphrenische Raum, die peritoneale Umschlagfalte parakolisch und der Beckenraum werden inspiziert, abgesaugt und von jeglichen Blutbestandteilen befreit.

Drainage

Im Falle einer schwierigen Präparation nach erheblicher Blutung und nach Gallenleckage wird eine Silikondrainage über den rechten oberen medioklavicular gelegenen Trokar in den subhepatischen Raum eingebracht. Nach Fixieren an der Haut wird sie als geschlossene Schwerkraftdrainage angelegt. War der Operationsablauf unproblematisch und glatt und ist das Operationsgebiet beim abschließenden Beurteilen trocken, ist das Legen einer Drainage nicht erforderlich.

Ablassen des Pneumoperitoneums und Entfernen der Trokare

Das Pneumoperitoneum sollte so vollständig wie möglich abgelassen werden. Obwohl jedes verbliebene CO_2 absorbiert wird, vermindert die vollständige Entleerung des Pneumoperitoneums die postoperativen Schmerzen. Bei geöffneten Gasventilen an den Trokaren wird auf die Bauchdecken Druck ausgeübt, um das Ablassen des Pneumoperitoneums zu ermög-

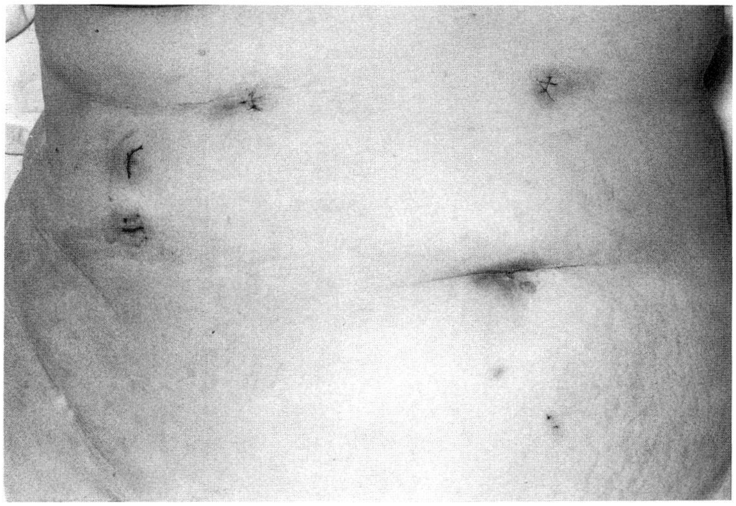

Abb. 4.33. Ansicht der Bauchdecke einen Tag postoperativ

lichen. Nach vollständiger Entleerung werden die Trokare langsam entfernt, wobei darauf zu achten ist, daß keine Netzanteile in die Wunden eingezogen werden (insbesondere in die Wunde subumbilikal).

Infiltration mit Lokalanästhetika und Wundverschluß

Postoperative Wundschmerzen sind beträchtlich zu minimieren, wenn man die Stichwunden mit Marcaine 0,2 %ig infiltriert. Beim Verschluß der subumbilikalen Wunde muß darauf geachtet werden, daß ein Defekt der linea alba vermieden wird. Nach Einsetzen von tiefen Wundhaken zum Darstellen der tieferen Fascienschichten erfolgt der Verschluß durch Matratzennaht. Falls eine Schnitterweiterung zum Entfernen der Gallenblase wegen der großen Steine notwendig war, sollte der Verschluß durch Einzelknopfnähte erfolgen. Die anderen Stichinzisionen erfordern lediglich eine Hautnaht. In Abbildung 4.33 ist die Bauchdecke einen Tag nach der Intervention abgebildet.

Unmittelbare postoperative Nachsorge

Nach Antagonisieren der Muskelrelaxation und Extubation wird oropharyngeal für drei Stunden eine Sauerstoffinsufflation vorgenommen und der Patient überwacht. Der postoperative Schmerz wird nach Bedarf durch intramuskuläre Applikation von Morphinderivaten behandelt.

Kapitel 5

Laparoskopische Cholangiographie

Die Meinungen über die Notwendigkeit einer routinemäßigen präoperativen Cholangiographie sind geteilt. Einige Chirurgen, insbesondere in Frankreich, verfechten eine präoperative Infusionscholangiographie bei allen Patienten als Alternative zu einer intraoperativen Vorgehensweise, die bei ihnen nur für besondere Fälle in Frage kommt. Nach Meinung des Autors ist man damit schlecht beraten, da abgesehen von einem Allergierisiko auf das Kontrastmittel, das bei etwa 5% der Patienten auftritt, die intravenöse Infusionscholangiographie den Rest des Gallentraktes nicht mit ausreichender Präzision darstellt, wenngleich der Hauptgallengang gut abgebildet wird. Wir empfehlen die routinemäßige intraoperative Cholangiographie während der laparoskopischen Cholezystektomie aus folgenden Gründen:

1. Zur Darstellung der Anatomie der extrahepatischen Gallenwege im Einzelfall;
2. Zum Identifizieren von Anomalien, aus chirurgischem Interesse, um eine iatrogene Verletzung zu vermeiden;
3. Um nicht bekannte Steine zu diagnostizieren.

Die intraoperative Cholangiographie versieht den Chirurgen mit einer Lageskizze der Gallenwege und hilft damit, die iatrogenen Verletzungen des Gallentraktes während der chirurgischen Intervention zu vermeiden, egal ob dieser Vorgang bei offener oder laparoskopischer Vorgehensweise durchgeführt wird.

Ausstattung, Vorsichtsmaßnahmen, Kontrastmittel

Mobile Röntgenapparate

Wenn man eine solche Ausstattung verwendet, sollte man eine moderne Version benutzen (200–300 mA Ausgangsleistung), da dies die Expositionszeit reduziert (damit auch die Strahlenbelastung für Patienten und Mitarbeiter). Gleichzeitig erreicht man eine bessere Bildqualität. Vor der Kontrastmittelinjektion sollte eine Leeraufnahme durchgeführt werden, um den Radiologen mit den notwendigen Daten zu versehen, und eine adäquate Belichtung zu erzielen. Während der Kontrastmittelinjektion werden mindestens drei Filme belichtet (s. u.).

C-Bogen-Bildverstärker

Das Gerät ist ursprünglich für die orthopädische Chirurgie entwickelt worden und hat gegenüber dem oben genannten Gerät einige Vorteile. Es erlaubt eine Durchleuchtung, und die Kontrastmittelinjektion kann direkt auf dem Monitor verfolgt werden. Die Auflösung auf dem Monitor ist jedoch geringer als auf dem Film, dennoch ist die Darstellung ausreichend, um dem Chirurgen die grobe Anatomie einschließlich der Einmündung des ductus cysticus darzustellen, ebenso wie den Abfluß der Gallenwege in das Duodenum. Große Füllungsdefekte werden ebenfalls abgebildet. Vor dem endgültigen Urteil, ob Normalbefund oder pathologischer Befund der extrahepatischen Gallenwege vorliegt, werden Aufnahmen angefertigt. Weil diese Bildverstärker leistungsschwache Generatoren besitzen, ist die Expositionszeit größer als bei modernen fahrbaren Röntgengeräten.

C-Bogen und Röntgenbildverstärker mit Deckenstativ

Es handelt sich hierbei um das zweifellos beste und effizienteste System. Die Einheit besteht aus einem hochauflösenden Bildverstärker und einer TV-Kette, die an eine 100 mm x 100 mm-Röntgenfilmkamera gekoppelt ist. Das Gerät ist an der Decke des Operationssaales fest montiert und kann innerhalb von wenigen Sekunden an die richtige Position gebracht werden. Es vermittelt kontraststarke Durchleuchtungsbilder, die während der Kontrastmittelinjektion besonders wertvoll sind, während gleichzeitig die angemessene Belichtungszeit für den Röntgenfilm bestimmt werden kann. Da das Gerät einen Drei-Phasen-Generator enthält, werden sehr kurze Expositionszeiten (1/30 s) benötigt. Bewegungsunschärfen durch Atembewegung, peristaltische Wellen oder Pulsation der Aorta werden dadurch aufgehoben. Die Belichtungsautomatik gewährleistet Röntgenaufnahmen von hoher Qualität, und innerhalb von fünf Minuten können Bilderserien von zehn bis zwölf Filmen erzielt werden.

Strahlenschutz

Idealerweise sollten im Operationssaal fahrbare Bleischirme vorhanden sein. Falls dies nicht der Fall ist, sollte der Chirurg eine Bleischürze tragen und bei der Kontrastmittelinjektion Bleihandschuhe während der Durchleuchtung verwenden.

Kanülierung des ductus cysticus und Kontrastmittelinjektion

Wir bevorzugen den Gebrauch von 60%igem Hypaque (Natrium-Thiatrizoat), das auf 30% mit isotonischer Kochsalzlösung oder destilliertem Wasser verdünnt wird. Wichtig ist, daß das gesamte System – die zwei gefüllten Spritzen (Kontrastmittel und isotonische Kochsalzlösung) verbunden mit einem Drei-Wege-Hahn und dem Katheter – von Luftblasen frei sein muß. Der ductus cysticus wird kanüliert, nachdem das laterale Ende geclippt ist (am Übergang zum Infundibulum). Es wird eine quere Inzision im Bereich des ductus cysticus distal des Clips vorgenommen, indem man eine gebogene Mikroschere verwendet, die über den vierten Trokar eingeführt wird.

Es gibt zwei Katheterführungssysteme im Handel. Das eine enthält ein gerades Stahlrohr mit einer Gummidichtung, durch das der Cholangiographie-Katheter hindurchgeführt wird (Abb. 5.1), bis dessen Ende einige Zentimeter distal des Führungstubus liegt. Während des Einführens des Katheters wird Kochsalzlösung injiziert, um die Mucosa aufzublasen und die Heistersche Klappe zu entfalten. Dadurch wird die Passage des Katheters durch den ductus cysticus erleichtert. Nach erfolgrei-

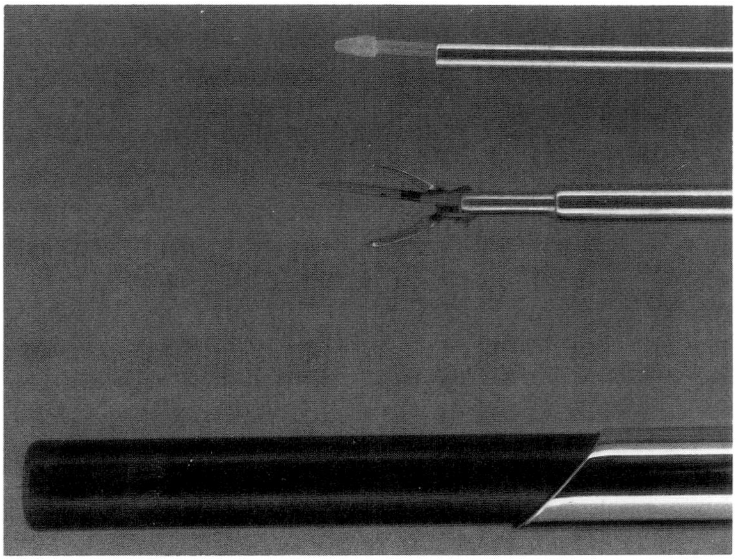

Abb. 5.1. Set zur Cholangiographie. Oben: Ein versteifter Katheter ist im Katheterführungsinstrumentarium geführt. Mitte: Die Faßzange wird benutzt, um den Katheter nach erfolgter Kanülierung zu sichern. Unten: 11 mm-Trokar mit röntgentransparentem Plastikstab. Während der Cholangiographie ist es ratsam, den Plastikstab einzuführen und den Trokar zu entfernen. Nach Durchführung von Durchleuchtung und/oder Röntgenaufnahmen wird er erneut eingeführt

cher Kanülierung wird ein Hämoclip verwendet, um den Katheter in der Position zu halten. Alternativ dazu kann ein Röderknoten zum Sichern des Katheters verwendet werden; dies muß vor der Öffnung des ductus cysticus erfolgen.

Das zweite Katheterführungssystem enthält eine Faßzange, die in einem Metalltubus geführt wird. Durch diesen kann ein Katheter (z.B. Ureterenkatheter Fr 4) vor das Instrument hinausgeschoben werden (Abb. 5.1). Das Kanülieren des ductus cysticus ist mit dieser Taktik einfacher. Unsere Technik mit diesem System ist folgende: Der Katheter wird 2–3 cm distal des Metalltubus vorgeschoben. Der vorstehende Teil des Katheters wird anschließend durch leichten Druck gegen das Lebergewebe gebogen und mit der Faßzange des Instruments gehalten, so daß das freie Ende des Katheters in dieser Position verbleibt. Der so gebildete Winkel des Katheters erleichtert das Einführen in den ductus cysticus (Abb. 5.2). Ist das Kanülieren gelungen, werden die Backen des Instruments geöffnet, um den Katheter freizugeben. Dieser wird nun nach distal vorgeschoben, bis das Ende des Metalltubus den ductus cysticus berührt (Farbabb. 5.1). Die Backen des Instruments werden anschließend über dem ductus cysticus geschlossen, um den Katheter in dieser Position zu halten. Nach durchgeführtem Cholangiogramm werden die Faßzangen erneut geöffnet, um ein Entfernen des Katheters zu ermöglichen. Danach wird das mediale Ende des Ductus cysticus geclippt oder mit der vorgelegten Röderschlinge geknotet.

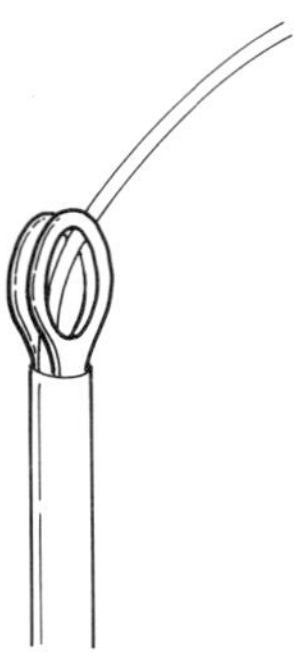

Abb. 5.2. Das vorgeschobene Ureterenkathetersegment wird in einem Winkel mit der Faßzange gehalten. Diese Biegung erleichtert das Einführen des Katheters in den ductus cysticus

Bei Verwendung eines mobilen Röntgengerätes, werden nach dem Injizieren drei Aufnahmen benötigt: bei 2 ml, 5 ml und 10 ml Kontrastmittelgabe. Eine vorliegende Heistersche Klappe (Abb. 5.3) kann das Kanülieren des ductus cysticus schwierig gestalten. Es ist jedoch nicht unmöglich, insbesondere wenn die Technik mit gleichzeitiger Injektion von Kochsalzlösung vorgenommen wird.

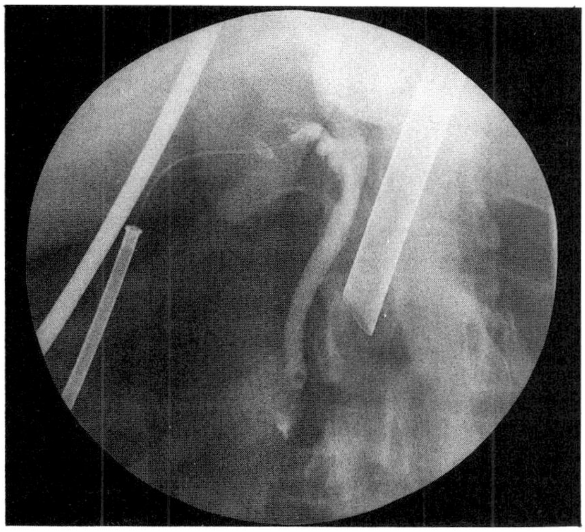

Abb. 5.3. Die laparoskopische Cholangiographie zeigt eine betonte Heistersche Klappe und einen kleinen unverdächtigen Stein im unteren Abschnitt des ductus choledochus. Eine betonte Klappe kann das Kanülieren des ductus cysticus schwierig gestalten

Alternativ dazu kann ein Cholezysto-Cholangiogramm erstellt werden, indem eine große Nadel in die Gallenblase eingestochen wird. Ein feiner Ballonkatheter wird dann durch die Nadel in das Gallenblaseninnere vorgeschoben, der Ballon wird aufgeblasen und die Nadel entfernt. In diesem Falle muß ein sehr viel größeres Kontrastmittelvolumen (40–60 ml) injiziert werden, um eine adäquate Abbildung zu erreichen (Abb. 5.4). Es ist wichtig, daß die oberen Trokare nicht im Röntgenbild erscheinen, da sie den ductus choledochus überdecken und die anatomischen Strukturen und die Gallengangsteine überlagern können. Die Trokare können teilweise entfernt werden, indem man Tuchklemmen verwendet. Die beste Lösung dieses Problems stellen röntgendurchlässige Plastikstäbe dar. Sie werden durch die Trokare eingeführt, wobei letztere anschließend entfernt werden (Abb. 5.1). Nachdem die Röntgenaufnahmen angefertigt sind, kann der Trokar wieder über den Plastikstab eingeführt werden. Als Alternative

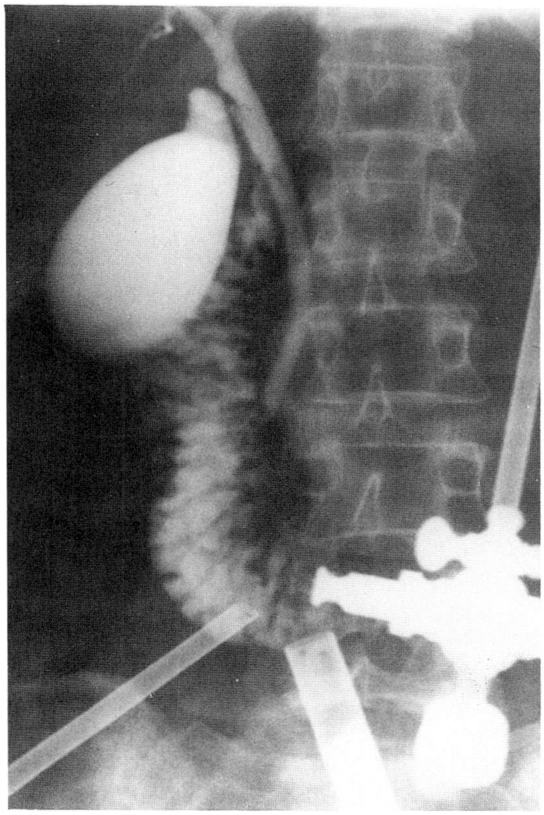

Abb. 5.4. Darstellung eines Cholezyst-Cholangiogramms mit einem unauffälligen Gallentrakt

dazu bietet sich der Gebrauch von röntgendurchlässigen Arbeitstrokaren zum Einmalgebrauch (Ethicon oder AutoSuture) an, die jedoch teuer sind. Vor der Durchleuchtung und der Durchführung von Röntgenaufnahmen sollte der Operationstisch um 15°-kopftief und nach rechts geneigt werden.

Anatomie des ductus cysticus

Wir konnten in einer großen Serie nachweisen, daß der ductus cysticus den ductus choledochus nur in 17% der Fälle von lateral her erreicht (Berci und Hamlin 1981). Normalerweise endet der ductus cysticus (41%) auf der dorsalen Wand des ductus choledochus. In etwa 35% der Fälle

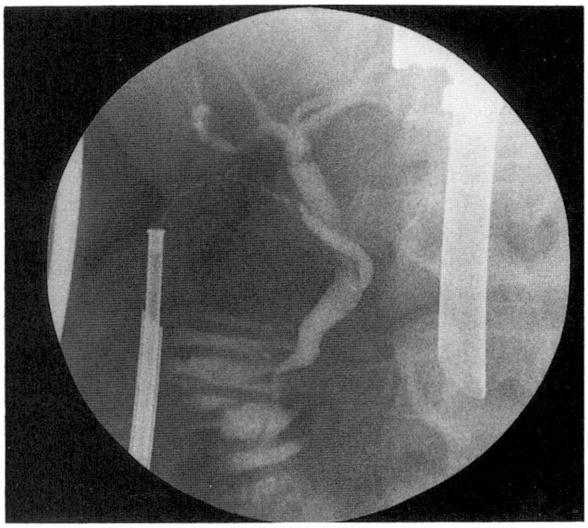

Abb. 5.5. Spiralförmiger Verlauf des ductus cysticus mit medialer Einmündung. Der Cholangiographiekatheter wurde durch einen Haemoclip gesichert

(Abb. 5.5) mündet der ductus cysticus nach einem spiralförmigen Verlauf auf der Medialseite. In 7 % der Fälle verläuft der ductus cysticus parallel des ductus choledochus communis, bevor er an einem tieferen Einmündungspunkt endet (Abb. 5.6). Die Vergrößerung durch die Optik während der laparoskopischen Cholezystektomie hilft, die relevanten Strukturen zu identifizieren und erleichtert die Kanülierung des ductus cysticus unabhängig von seinem Verlauf.

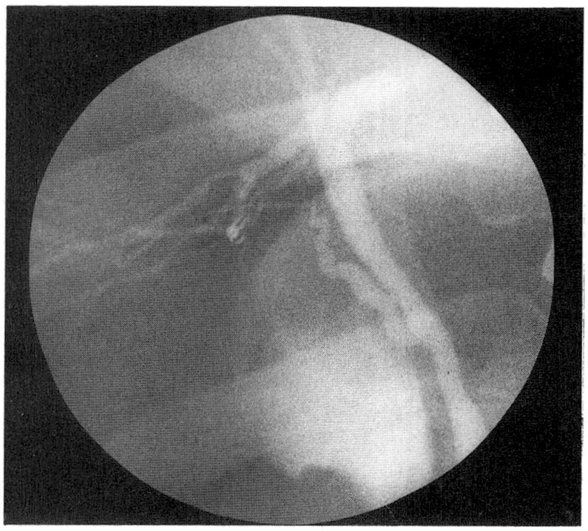

Abb. 5.6. Langer und geschlängelter ductus cysticus parallel und sehr dicht am ductus choledochus

Der ductus choledochus mag jedoch nicht immer unbedingt leicht zu erkennen sein, insbesondere bei adipösen Patienten. In diesen Fällen gibt das Cholangiogramm wesentliche Informationen über die Lagebeziehung des ductus cysticus (markiert durch den Clip oder die Backen der Haltezange) zum ductus choledochus. Die vorliegende Information durch die Röntgenaufnahme ist der beste Sicherheitsgarant für den Chirurgen, um den Clip oder die Ligatur präzise am medialen Ende des ductus cysticus nach erfolgter Extraktion des Cholangiographie-Katheters zu plazieren. Es wird auch klar angezeigt, ob der ductus cysticus lang genug ist, um zwei Clips zu setzen (Abb. 5.7). Ist ein Clip zu nahe am Choledochus gesetzt worden, so kann der dorsolaterale Wandbereich des ductus hepatico communis oder Choledochus vom Clip miterfaßt sein. Dies führt zu einer lokalen Drucknekrose, die nach einigen Tagen eine postoperative biliäre Fistel zur Folge hat.

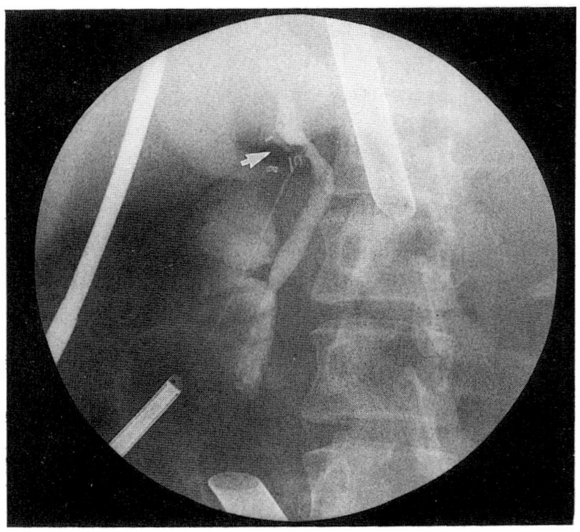

Abb. 5.7. Dicht am ductus choledochus gelegener Clip des ductus cysticus und ebenso im Bereich der arteria cystica (Pfeil) in Nähe des ductus hepaticus communis

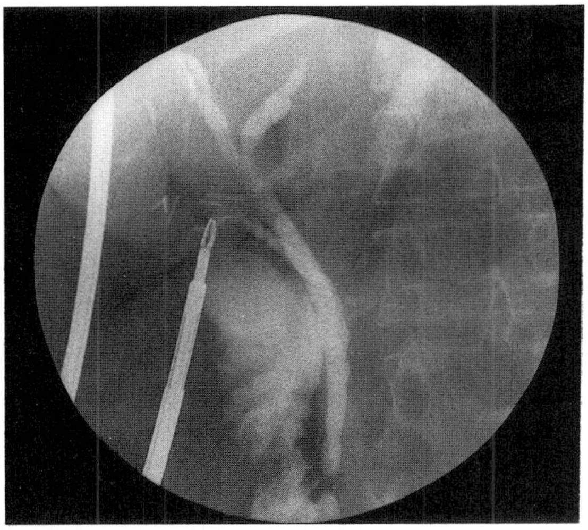

Abb. 5.8. Cholangiographiefaßzange, die den Katheter in einem geschlängelten ductus cysticus hält. Oberhalb davon finden sich Clips an der arteria hepatica nur wenige Millimeter vom ductus hepaticus communis entfernt

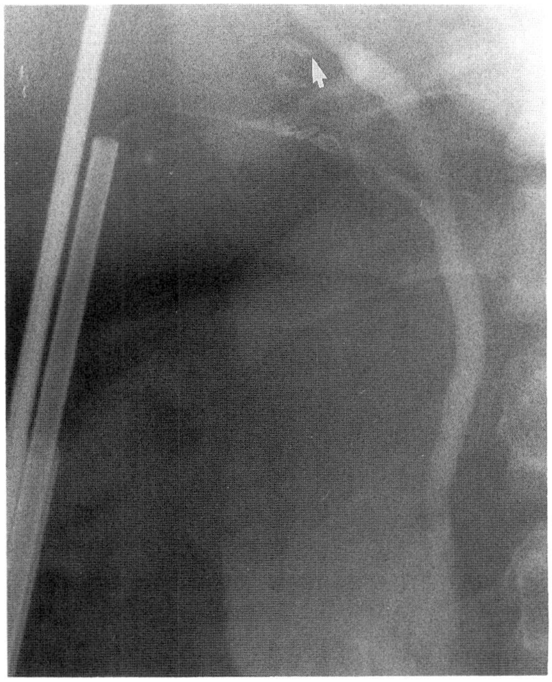

Abb. 5.9. Dicht am rechten ductus hepaticus gelegene Clips der arteria cystica

Die Lage der Clips, die auf die arteria cystica gesetzt werden, sollte in ihrer Relation zum Hepatocholedochus oder dem rechten ductus hepaticus sicher dargestellt werden, insbesondere bei Patienten, bei denen die Arterie sehr dicht an diesen Strukturen verläuft (Abb. 5.8 und 5.9).

Anomalien

Bei ca. 6 % der Patienten finden sich im Bereich des Gallentraktes Anomalien von chirurgischem Interesse. Für die laparoskopische Cholezystektomie ist die wichtigste Anomalie die kurze Einmündung des ductus cysticus in einen rechten ductus hepaticus (Abb. 5.10). Wird diese Situation nicht erkannt und ist der ductus cysticus angespannt, kann eine Schädigung, bzw. ein Verschluß durch Clip (teilweise oder total) im Bereich des rechten ductus hepaticus vorgenommen werden mit entsprechend katastrophalen Folgen.

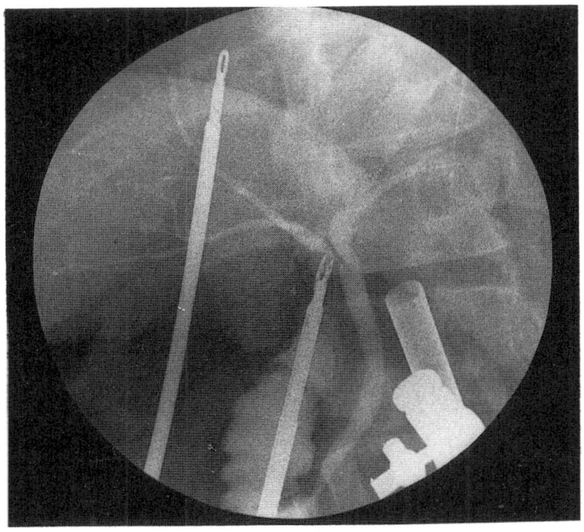

Abb. 5.10. Cholangiographiefaßzange, die einen sehr kurzen ductus cysticus punktiert, der in den rechten ductus hepaticus mündet. Diese Anomalie kann beim Eingriff leicht zu einer Verletzung führen, wenn sie nicht rechtzeitig erkannt wird

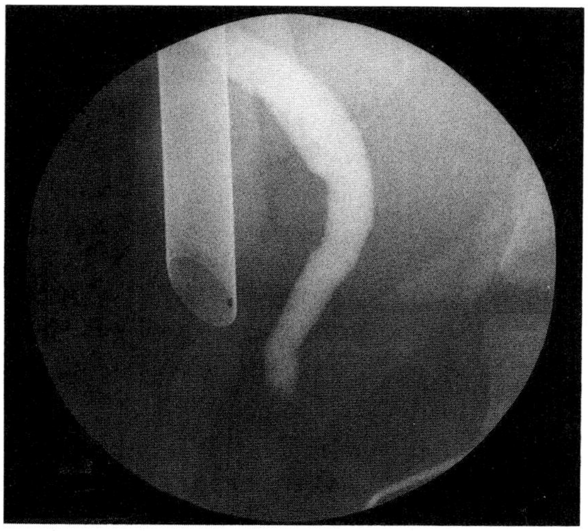

Abb. 5.11. Unerwarteter Stein im distalen Anteil des ductus choledochus communis. Der Patient hatte bisher keine Beschwerden und Symptome, die auf einen Gallengangstein hinwiesen. Die präoperativen Leberwerte waren unauffällig

Unerwartete Steine

Bei 5–10% der Patienten (Abb. 5.11) finden sich nichterwartete Steine, obwohl sie vorher weder Symptome noch pathologische Leberwerte hatten. Beim Auftreten dieser Sachlage während der laparoskopischen Cholezystektomie sind die Meinungen über das weitere Vorgehen geteilt. Die Möglichkeiten sind folgende:

1. Die Operation wird in eine offene Cholezystektomie abgewandelt mit Exploration der supraduodenalen Anteile des ductus choledochus communis. Es werden die Steine entfernt und ein T-Drain eingelegt. Es handelt sich um eine vernünftige Lösung, wenn der ductus choledochus erweitert ist, die Steine groß sind und der Patient unter 60 Jahre alt und gesund ist. Falls die Steine klein sind, scheint uns die offene Exploration des ductus choledochus unverantwortlich, insbesondere bei normaler Weite des ductus choledochus oder geringer Erweiterung. Bei älteren Patienten besteht bei der offenen Exploration des ductus choledochus ebenfalls ein erhöhtes Risiko.
2. Der Versuch, die Steine über den ductus cysticus zu entfernen, ist möglich. Ein Führungsdraht wird in den Choledochus über den ductus cysticus eingeführt. Ein Dilatator wird über den Führungsdraht vorgeschoben. Nach erfolgter Dilatation wird ein flexibles Ureteroskop oder ein biegsames Choledochoskop in den ductus choledochus eingeführt, und die Steinextraktion mittels eines Dormia-Körbchens unter Sicht vorgenommen (Abb. 5.12). Über

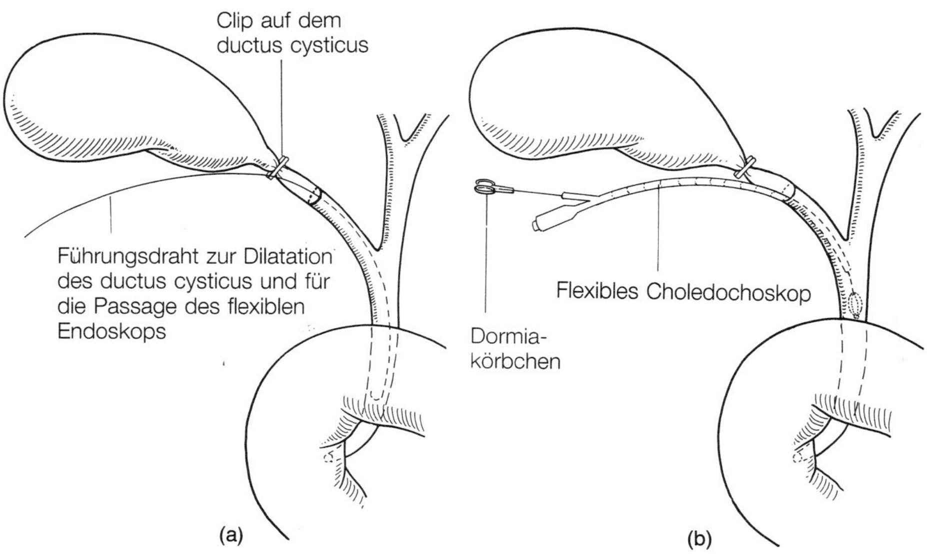

Abb. 5.12. Schematische Darstellung des Vorgehens zum Entfernen von Choledochussteinen über den ductus cysticus. Nach Dilatation des ductus cysticus (a), wird ein flexibler Ureterenkatheter in den ductus choledochus eingeführt und anschließend mittels Dormiakörbchen unter optischer Kontrolle mit einem flexiblen Choledochoskop entfernt (b). Der begrenzende Faktor für dieses Vorgehen ist die Tatsache, daß man häufig mit dem Endoskop unmöglich in den ductus choledochus communis gelangen kann

dieses Verfahren liegen nur begrenzte klinische Erfahrungen vor. Es scheint jedoch, daß diese Technik nur bei einem kleinen Prozentsatz der Patienten durchführbar sein wird.

3. Die laparoskopische Cholezystektomie wird zu Ende geführt und die Gallengangsteine werden durch ERCP später entfernt. Die Rate des Mißerfolgs liegt für dieses Vorgehen bei 10–15 %, meist bedingt durch große Steine und vorausgegangene magenchirurgische Eingriffe. Zum jetzigen Zeitpunkt würden wir dieses Vorgehen für Patienten empfehlen, die kleine Steine mit einem normal weiten oder gering erweiterten ductus choledochus zeigen und bei älteren Patienten.

Da beim einzelnen Patienten verschiedene Faktoren berücksichtigt werden müssen, bevor die angemessene chirurgische Intervention feststeht, sollten weitere Studien folgen, um diese Fragen zu beantworten. Insbesondere wird dadurch die gegenwärtige kontroverse Diskussion der Behandlung von Gallengangsteinen während der laparoskopischen Cholezystektomie geklärt werden.

Kapitel 6

Klinische Aspekte der laparoskopischen Cholezystektomie

Indikation

Die laparoskopische Cholezystektomie ist derzeit bei Patienten mit symptomatischen Gallensteinen ohne akute Komplikationen indiziert. Die idealen Patienten haben eine nicht wandverdickte funktionstüchtige Gallenblase, die durch Ultraschalluntersuchung und orale Cholezystographie kontrolliert wurde. Trotzdem können sich auch Patienten mit nicht- oder eingeschränkt funktionierender Gallenblase eignen, wenn ein erfahrener Operateur den Eingriff vornimmt. Die Entscheidung über die Durchführbarkeit der Methode kann jedoch erst intraoperativ während der Laparoskopie getroffen werden. Hier muß der Chirurg den Patienten richtig einschätzen. Die endgültige Entscheidung hängt allein vom Laparoskopiebefund ab. Bei Beurteilung zu Ungunsten der Laparoskopie braucht der Operateur das vorher erteilte Einverständnis des Patienten zur offenen Operation. Obwohl weltweit nur begrenzte Erfahrungen mit der Methode vorliegen, werden wahrscheinlich nach Inspektion von Gallenblase und Cysticusgegend 15–20% der Patienten nicht geeignet sein.

Patientenselektion, Einarbeitung in die Operationstechnik und Operationsvorbereitung zur laparoskopischen Cholezystektomie

Die wichtigste Überlegung bei der Selektion der Patienten für die laparoskopische Cholezystektomie ist die vorhandene Erfahrung, um die laparoskopische Methode sicher durchzuführen. Es besteht kein Zweifel, daß diese Methoden nur von erfahrenen Gallenchirurgen mit gleichzeitig fundierter Ausbildung in der Laparoskopie vorgenommen werden dürfen. Erst nach Training am Modell, am Tier und einem Kurs für laparoskopisches Operieren empfiehlt es sich, diese Technik in Angriff zu nehmen. Es ist bedenklich, daß die laparoskopische Cholezystektomie auch von Chirurgen ohne vorausgehende Erfahrung und Vertrautheit mit dem laparoskopischen Operieren durchgeführt wird. Solches Vorgehen wird unvermeidlich zu mehr Komplikationen und möglicherweise einer höheren Mortalität führen.

Da die Operation in Allgemeinnarkose durchgeführt wird, sind dieselben Narkosevorbereitungen wie bei der herkömmlichen elektiven Gallenoperation erforderlich. Es gelten die gleichen Anforderungen an den Allgemeinzustand des Patienten wie für die offene Operation. Es ist wichtig hervorzuheben, daß vorbestehende kardiopulmonale Erkrankungen bei laparoskopischem Vorgehen das gleiche erhöhte Operationsrisiko bedeuten wie bei der offenen Operation. Ist ein Patient für die eine Methode in zu schlechtem Allgemeinzustand, ist er es für die andere ebenso. Vorausgesetzt, es liegen keine wesentlichen Kardiopulmonalen Erkrankungen vor, werden unmittelbar vor der Operation folgende Untersuchungen benötigt:

1. Röntgen-Thorax;
2. Hämoglobin, Elektrolyte, Harnstoff, Serum-Bilirubin – alle Werte sollten im Normbereich liegen;
3. Blutgruppenbestimmung und Entnahme von Kreuzblut. Blutkonserven müssen nicht automatisch gekreuzt werden, da normalerweise keine Transfusionen erforderlich sind und weil das routinemäßige Kreuzen von Konserven wegen des Verfalldatums zur Verschwendung von Blutkonserven führt.

Prophylaktisch erhalten Patienten mit erhöhtem Thromboserisiko Heparin sc und alle Patienten ein Antibiotikum i.v. Neuerdings wird eine einmalige Dosis von 1,5 g Cephuroxim am Anfang der Operation verabreicht.

Kontraindikationen

In Tabelle 6.1 sind die Kontraindikationen für die laparoskopische Cholezystektomie aufgeführt.

Derzeit ist von der laparoskopischen Cholezystektomie beim Vorliegen von akuten Komplikationen (akute Cholezystitis, akute Pankreatitis, Verschlußikterus) abzuraten. Die Präparation der entzündeten, ödematös geschwollenen Gallenblase bei akuter Cholezystitis birgt das Risiko einer Perforation und Kontamination des Peritonealraumes in sich. Außerdem ist die Dissektion schwierig und das Operationsgebiet neigt zum Verschmieren mit Blut und Sekret, was die Sicht beeinträchtigt. Es ist wichtig hervorzuheben, daß diese Kontraindikation allein auf der Beurteilung der Gallenblase bei der Laparoskopie basiert – und nicht auf der klinischen Diagnose „akute Cholezystitis“, denn viele dieser Patienten (40–60%) zeigen bei der Inspektion wenige Tage nach der klinischen Diagnosestellung nur minimale oder gar keine entzündliche Schwellung der Gallenblase. Als typisches Beispiel dafür ist eine akute Gallenkolik bei chronischer Cholezystitis und Cholelithiasis anzusehen. Eine leichte Pankreatitis klingt unter konservativer Therapie innerhalb weniger Tage ab. Bei diesen Patienten kann eine laparoskopische Cholezystektomie noch während desselben stationären Aufenthaltes erwogen werden. Bei schwerer Pankreatitis ist weder eine offene noch eine laparoskopische Cholezystektomie ratsam. Diese Patienten bedürfen einer Untersuchung mittels ERCP. Wenn sich bei Kontrastmitteldarstellung eine Papillenstenose oder Gallengangskonkremente zeigen, wird die endoskopische Papillotomie vorgenommen. Dasselbe Vorgehen gilt bei ikterischen Patienten. Die genaue Diagnose und Ursache für die Abflußbehinderung im Hauptgallengang kann erst durch eine

Tabelle 6.1. Kontraindikationen für laparoskopische Cholezystektomie

Akute Cholezystitis (Diagnosestellung durch Inspektion)
Akute Pankreatitis
Ikterus
Am ductus choledochus adhärente Gallenblase
Adipositas per magna
Choledocholithiasis (*)

(*) wird von uns nicht als Kontraindikation betrachtet, falls freier Abfluß im Choledochus durch endoskopische Sphinkterotomie erreicht werden kann.

ERCP abgeklärt werden. Nach Beheben des Abflußhindernisses und Abklingen des Ikterus kann dann die laparoskopische Cholezystektomie folgen. Der Autor betrachtet Choledocholithiasis nicht als Kontraindikation für die laparoskopische Cholezystektomie, außer wenn der freie Abfluß im Choledochus endoskopisch nicht erziehlt werden kann.

Adipositas schließt, vorausgesetzt sie ist nicht zu extrem, die laparoskopische Cholezystektomie nicht aus. In der Tat ist bei mittelgradig adipösen Patienten der Eingriff laparoskopisch technisch einfacher als bei offenem Vorgehen, da die Probleme des Zugangs und der Tiefe des Operationsfeldes bei verdickten Bauchdecken aus dem Weg geräumt sind.

Komplikationen

Die spezifischen Komplikationen bei der laparoskopischen Cholezystektomie unterteilen sich in solche, die während der Operation beobachtet werden und solche, die sich in der postoperativen Phase entwikkeln.

Komplikationen während der Operation

Unbeabsichtigte Perforation der Gallenblase

Dies wird meist durch Abrutschen der Ligatur oder des Clips am Cysticus bei konstantem Zug an der Gallenblase verursacht. Weniger häufig resultiert die Perforation aus dem direktem Einreißen der Gallenblasenwand, aus dem Fassen mit dem Instrument oder aus dem Herausschälen des Organs aus dem Leberbett.

Wird die Perforation durch Abrutschen der Ligatur verursacht, muß der Cysticus sofort mit der Zange gefaßt werden, um den Austritt von Gallenflüssigkeit zu verhindern, bis zum Setzen eines Clips oder einer Ligatur. Ein kleiner Riß der Gallenblasenwand kann mit einer Röderschlinge behandelt werden. In diesem Fall wird eine Faßzange durch die offene Röderschlinge geführt, die Perforationsstelle und die angrenzende Gallenblasenwand werden gefaßt und dann sorgfältig in die offene Röderschlinge gezogen. Schließlich wird diese sorgfältig zugezogen. Alternativ können zwei Clips tangential gesetzt werden. Die ausgetretene Gallenflüssigkeit wird abgesaugt und Konkremente werden mit der Faßzange entfernt. Danach wird die Region sorgfältig mit warmer Kochsalzlösung gespült und abgesaugt. Dies wird solange wiederholt, bis subhepatisch, subphrenisch und parakolisch rechts das Peritoneum sauber und trocken ist. Davon betroffene Patienten sollten postoperativ weiter antibiotisch abgedeckt werden.

Verletzung des ductus choledochus

Diese vermeidbare Komplikation ist ein Zeichen für falsche Selektionskriterien. Sie tritt bei Patienten auf, deren Gallenblasenhals mit dem Choledochus adhärent ist, der dann bei der Präparation verletzt wird. Solche Patienten sind für die laparoskopische Cholezystektomie ungeeignet. Diese Komplikation erfordert eine sofortige Laparotomie mit Verschluß des Choledochus über einer ins Lumen eingelegten T-Drainage.

Arterielle Blutung

Eine kleine arterielle Blutung tritt häufig bei Präparation des ductus cysticus auf. Es gibt fast regelmäßig einen Ast der arteria cystica, der Gallenblasenhals und ductus cysticus versorgt. Er sollte koaguliert und durchtrennt werden, falls er bei der Präparation des ductus cysticus sichtbar wird. Alle anderen kleinen Blutungen werden in derselben Art behandelt. Eine schwerwiegendere Blutung kann aus dem Hauptstamm der arteria cystica kommen. Dieses Gefäß ist vor allem dann gefährdet,

1. wenn es an der Rückwand des Cysticus adhärent ist (häufig bei Patienten mit einer funktionslosen Gallenblase);
2. wenn die Arterie sich frühzeitig am Gallenblasenhals aufteilt;
3. wenn die Arterie als Variation vor dem ductus cysticus liegt.

Um eine Verletzung der arteria cystica zu vermeiden, ist folgendes zu beachten: Frühzeitges Erkennen der individuellen Anatomie des Patienten, Einschätzung der Häufigkeit von Gefäßvariationen und Aufschieben der Dissektion dieses Gefäßes bis der ductus cysticus ligiert und durchtrennt ist (dieser Schritt schafft Platz und verbessert Sicht und Zugang zur arteria cystica wesentlich). Die Arterie muß zuerst geclippt, unterbunden und durchtrennt werden, wenn sie vor dem ductus cysticus gelegen ist.

Wenn eine Blutungskomplikation eintritt, muß sofort abgesaugt werden, um das Gefäß identifizieren zu können. Dieses wird dann mit der Haltezange so lange gefaßt bis ein Clip appliziert ist. Bei diesem Operationsmanöver muß man darauf achtgeben, eine gewundene arteria hepatica propria dextra zu identifizieren, die besonders leicht beim Setzen des Clips mitgefaßt werden kann. Es muß dann laparotomiert werden, wenn die arterielle Blutung nicht ausreichend gestillt und die Blutungsquelle laparoskopisch nicht sicher identifiziert werden kann.

Blutung aus dem Leberbett

Eine geringfügige Blutung ist bei Dissektion der Gallenblase aus dem Leberbett unvermeidlich, kann aber dann minimal gehalten werden, wenn die Präparation unabhängig von der angewandten Technik streng subserös erfolgt und alle Serosagefäße entlang der Dissektionsgrenzen elektrokoaguliert werden.

Unbeabsichtigte Stichwunden durch die laparoskopischen Instrumente stellen eine weitere Blutungsursache dar. Dies muß unbedingt vermieden werden, da postoperativ subkapsuläre Leberhämatome und Gallenlecks entstehen können. Die Blutungen sind gewöhnlich nach Fassen mit der Bipolarkoagulationszange mit Koagulation unter Kontrolle zu bringen.

Postoperative Komplikationen

Die typischen postoperativen Komplikationen sind:

1. Druckempfindlichkeit des rechten Oberbauches;
2. Gallenfistel;
3. Aktive Blutung.

Druckempfindlichkeit des rechten Oberbauches

Nach laparoskopischer Cholezystektomie tritt dies häufig auf und kann zwei bis drei Tage andauern. Bei Zunahme, HB-Abfall und Fieber, deutet sich ein subkapsuläres Hämatom an, das einer Kontroll-Laparoskopie und ggf. Laparotomie bedarf. Bestätigt sich der vermutete Befund, muß das Hämatom ausgeräumt und drainiert werden.

Gallenfistel

Ein Peritonismus geringeren Grades tritt in den ersten 24 Stunden auf. Bei Persistenz und Zunahme, verbunden mit Ileussymptomatik und Stuhlverhalt, ist eine Kontroll-Laparoskopie oder explorative Laparotomie erforderlich. Eine abgerutschte

Ligatur oder Clip am ductus cysticus ist vermutlich am besten durch einen offen-chirurgischen Eingriff behandelt: Nach Sicherung des ductus cysticus durch Ligatur folgt sorgfältige Peritoneallavage. Es bedarf einer mehrtägigen antibiotischen Behandlung dieser Patienten.

Aktive Blutung

Abfall des Hämatokritwertes, Pulsanstieg und Blutdruckabfall können durch eine Leberverletzung (Gallenblasenbett oder iatrogene Läsionen durch Instrumente) oder eine abgerutschte Ligatur verursacht sein. Diese Komplikation erfordert die sofortige Laparotomie, um die Blutung unter Kontrolle zu bekommen und um Koagel und Blut aus der Peritonealhöhle zu entfernen.

Vorteile der laparoskopischen Cholezystektomie

Eine definitive Aussage über die Vorteile der laparoskopischen Cholezystektomie ist derzeit nicht möglich, da es keine prospektiven Studien und vor allem keine randomisierten, klinischen Versuche gibt, die die Methode mit der herkömmlichen offenen Cholezystektomie vergleichen. Trotzdem sind die Erfahrungen an der Klinik des Autors und bis heute die Berichte von anderen Zentren äußerst positiv und lassen reale Vorteile erkennen. Die wichtigsten sind:

1. Verkürzung der postoperativen Liegezeit auf bis zu ein bis zwei Tagen;
2. Keine Wundkomplikationen wie Infektion und Wunddehiszenz;
3. Frühzeitiges Wiedererlangen der Arbeitsfähigkeit. Unserer Erfahrung nach kehrten die meisten Patienten innerhalb von zehn Tagen wieder an ihren Arbeitsplatz zurück;
4. Ausbleiben von chronischen Narbenschmerzen (Subkostalneuralgie) und verbesserte kosmetische Ergebnisse;
5. Niedrigere Behandlungskosten.

Es wurde behauptet, daß die laparoskopische Cholezystektomie kaum postoperative Schmerzen verursacht. Der Beweis für diese Aussage fehlt, obwohl unserer Erfahrung nach die Schmerzen durch Infiltration der Inzisionen mit Marcaine am Ende der Operation beträchtlich reduziert sind. Es bleibt noch zu beweisen, ob Schmerzdauer und Gesamtdosis an gebrauchten Schmerzmitteln niedriger sind als die bei Patienten nach offener Cholezystektomie. Einige unserer Patienten empfanden einen ca. 48 Stunden dauernden tiefen, brennenden Schmerz im rechten Hypogastrium. Ausprägungsgrad und Dauer des Ileus sind zweifellos geringer als nach der offenen Operation, es sei denn, die Operation war schwierig, langwierig, oder es kam zu einem Austritt von Gallensekret.

Die möglichen Vorteile der laparoskopischen Cholezystektomie, die noch in prospektiven Studien belegt werden müssen, sind:

1. Vorteil durch kurze Hospitalisierung: weniger häufig tiefe Beinvenenthrombosen und pulmonale Infektionen;
2. Selteneres Auftreten von postoperativen Verwachsungen und den damit verbundenen Komplikationen: Darmobstruktion und Strangulation;
3. Fehlen von Narbenhernien.

Prospektive, zentralisierte Studien

Die erst seit kurzem durchgeführte laparoskopische Cholezystektomie kann nicht als Routineeingriff betrachtet werden. Sie ist ein Verfahren, das sich noch in der Entwicklung befindet und bedarf der Beurteilung in speziellen Kliniken, um ihre Sicherheit nachzuweisen und um Indikation und Vorteil gegenüber der konventionellen offenen Cholezystektomie festzulegen. Definitive Aussagen zu diesen wichtigen Fragen können nur durch randomisierte, kontrollierte klinische Studien gewonnen werden. Es ist zu hoffen, daß dieses wichtige Stadium in der Entwicklung der laparoskopischen Cholezystektomie nicht übergangen wird, weil die Methode einen wesentlichen Fortschritt in der Chirurgie darstellt und weil sie in näherer Zukunft sicher Teil der klinischen Routine wird. Es ist deshalb unbedingt erforderlich, daß Kliniken die zur Zeit wegbereitend an dieser Methode arbeiten, Trainingsprogramme für die Laparoskopie und laparoskopische Chirurgie durchführen.

Die weitere Entwicklung der laparoskopischen Cholezystektomie erfordert, daß möglichst zuverlässige Methoden für die wichtigsten Operationsschritte vorgestellt werden. Es werden insbesondere folgende Studien benötigt:

1. Festlegen der optimalen Methode für ein laparoskopisches Cholangiogramm: entweder über die Gallenblase oder über den ductus cysticus. Dafür speziell entworfene Instrumente zur Durchführung beider Methoden sind heute erhältlich.
2. Indikation zur Lithotripsie der Gallensteine vor der Dissektion der Gallenblase. Nach Meinung der Autoren ist dieser Schritt unnötig, verlängert den Eingriff und kann gefährlich sein.
3. Festlegung der Methode, mit der ductus cysticus und arteria cystica abgesetzt werden: beidhändige Dissektion mit der Schere oder mit dem elektrischen Hakenmesser.
4. Vergleich der Sicherheit von Röderschlinge und Clip bei der Unterbindung von Cysticus und Arterie.
5. Optimierung der Technik für die Präparation der Gallenblase aus dem Leberbett: anterograd oder retrograd; beidhändige scharfe Dissektion, Einsatz des elektrischen Hakenmessers oder Verwendung eines Kontaktlasers (KTP).
6. Entwicklung besserer Techniken, um die Gallenblase durch die Bauchdecken zu extrahieren, vor allem dann, wenn große Konkremente vorliegen.

Diese Fragen müssen gelöst werden. Verbesserungen des laparoskopischen Instrumentariums sind erforderlich, bevor diese elegante, chirurgische Methode zum Standard für Patienten mit symptomatischen Gallensteinen werden kann und bevor sie bei der Mehrzahl der Patienten das offene Vorgehen ersetzen kann.

Kapitel 7

Die laparoskopische Cholezystostomie

Zugang zur Gallenblase

Der Zugang zur Gallenblase kann sowohl transperitoneal als auch transhepatisch erfolgen.

Subkostaler transperitonealer Zugang (Abb. 7.1)

Dieser Zugang erfordert die transperitoneale Punktion des Gallenblasenfundus und ist für laparoskopisch durchgeführte Eingriffe ideal geeignet. Seine Vorteile sind der direkte, kurze Weg und das Vermeiden einer Leberverletzung und -blutung, die beim Aufdehnen des transhepatischen Zugangs auftreten kann.

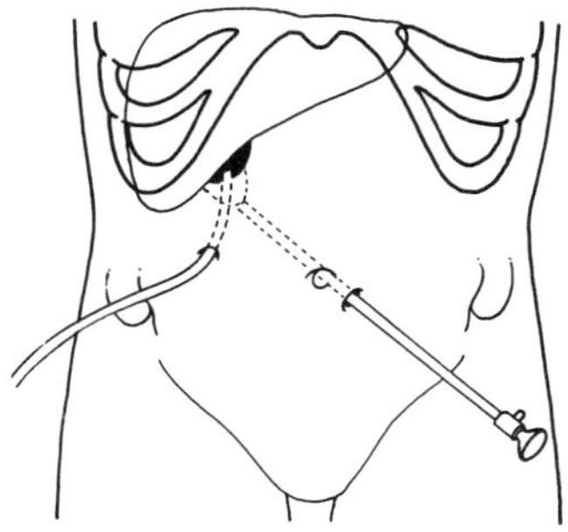

Abb. 7.1. Subkostal transperitonealer Zugang zur Gallenblase. Dieses Vorgehen setzt die Punktion des Fundus der Gallenblase voraus, es ist das Vorgehen der Wahl bei der laparoskopischen Technik. Wird die Technik unter Röntgen- oder Ultraschallkontrolle eingesetzt, ist ein CT vorher wünschenswert, um sich zu vergewissern, daß keine Koloninterposition zwischen Gallenblase und Bauchwand vorliegt

Der transperitoneale subkostale Zugang hat bestimmte Nachteile, insbesonders wenn er unter Ultraschall- oder Röntgenkontrolle durchgeführt wird. Es besteht das Risiko des Austritts von Gallensekret mit galliger Peritonitis, der transkolischen Perforation und der des Herausrutschens der Instrumente aus der Gallenblase bei der Dekompression des Organs. Wird das Verfahren laparoskopisch durchgeführt, können alle diese Komplikationen vermieden werden. Die Verwendung einer Gallenblasenfaßzange zum Fixieren des Gallenblasenfundus unter optischer Kontrolle, erleichtert die Punktion und Katheterinsertion in das Organ erheblich.

Transhepatischer Zugang

Der Zugang erfolgt entweder rechts subkostal oder interkostal. In beiden Fällen wird in das Gallenblasenlumen über das Gallenblasenbett mittels hepatischer Punktion durch den rechten Leberrand eingegangen, der das Organ überlagert (Abb. 7.2).

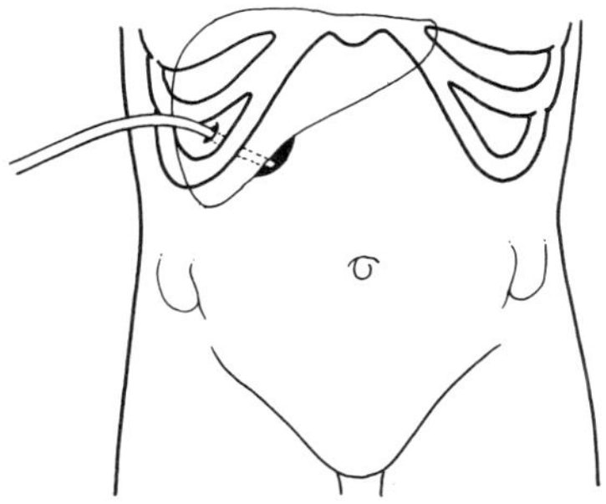

Abb. 7.2. Laparoskopisch-transhepatische Vorgehensweise. Der Katheter ist über den rechten Leberlappen und über das Leberbett in das Lumen der Gallenblase eingeführt

Diese Methode, die seit vielen Jahren erprobt ist, verringert den Gallenaustritt beim Zurückziehen des Katheters wegen des Tamponadeeffekts durch die Lebersubstanz. Dieser Vorteil geht jedoch verloren, wenn ein Gallenstein besteht. Der transhepatische Zugang ist sicherer als der transperitoneale, falls er unter Röntgenkontrast- oder Ultraschallkontrolle durchgeführt wird. Radiologen bevorzugen diese Methode. Eine CT-Studie über die relevante Anatomie an 100 Patienten demonstriert, daß der Gallenblasenfundus in 70 % der Fälle hinter dem Leberrand liegt und das rechte Kolon in 13 % der Fälle zwischen Gallenblase und Bauchwand interponiert ist.

Der transhepatische Weg ist schwieriger und weniger sicher als die direkte Funduspunktion, wenn diese laparoskopisch durchgeführt wird. Letzteres wird momentan als die optimale Technik bei Laparoskopie angesehen.

Orientierung

Die Orientierung wird entweder radiologisch (kombiniert mit Ultraschall, Röntgenkontrastdarstellung und CT) oder laparoskopisch vorgenommen.

Radiologische Kontrolle

Bei der großen Mehrheit der Patienten wird das Verfahren unter Verwendung der transhepatischen Technik radiologisch und sonographisch kontrolliert durchgeführt. Eine Untersuchung in mehreren Ebenen ist notwendig und wird üblicherweise mit Ultraschall vorgenommen, die dann unter Durchleuchtung mit Kontrastmittel während der Katheterinsertion kombiniert wird. Vor der Wahl des Zugangs (transperitoneal oder transhepatisch) ist eine computertomographische Untersuchung hilfreich, weil sie Patienten identifiziert, bei denen das Kolon zwischen Gallenblase und Bauchwand interponiert liegt. Ist eine subkostale transperitoneale Punktion vorgesehen, dann ist eine CT-Voruntersuchung ratsam.

Laparoskopische Kontrolle

Diese Methode wird von den Autoren bevorzugt und praktiziert. Neben ihrer Zweckmäßigkeit und Sicherheit, stellt die Durchführung durch den Chirurgen sicher, daß die Behandlung dieser Hochrisiko-Patienten im chirurgischen Fachgebiet verbleibt. Das Vorgehen ist einfach, schnell, praktisch und schließt das Risiko einer Organläsion einschließlich Kolonperforation und biliärer Leckage aus. Sowohl der transhepatische wie der direkte Zugang mit Punktion des Fundus können so durchgeführt werden, wobei letzterer technisch einfacher ist. Die Verwendung der Gallenblasenfaßzange, die die Mobilität des Organs vor der Punktion einschränken soll, ist notwendig, wenn die Gallenblase nicht akut entzündet und gestaut ist. Diese Technik wird sowohl für die direkte Cholezystographie als auch für die Drainage der Gallenblase verwendet. Bei den Autoren ist es das Vorgehen der Wahl zur Gallenblasendrainage bei Risikopatienten mit nicht beherrschbarer, akuter Cholezystitis oder Empyem.

Perkutane Drainage der entzündeten Gallenblase

Im wesentlichen ist dies eine perkutane Cholezystostomie entweder unter visueller Kontrolle mit dem Laparoskop oder unter radiologischer bzw. sonographischer Kontrolle. Die andere Alternative zur formal offenen Versorgung von Risikopatienten ist die Minicholezystostomie nach der Technik von Burhenne und Stoller (1985).

Indikation zur perkutanen Cholezystostomie

Obwohl die elektive Routine-Cholezystektomie beim Erwachsenen in gutem Allgemeinzustand ein sicheres Vorgehen ist und eine niedrige Mortalität in sich birgt, wird für die Notfalloperation bei akuter Cholezystitis beim älteren Patienten eine Mortalität von 9,8–12,5% aufgrund postoperativer kardiorespiratorischer Komplikationen angegeben. Desweiteren haben diese Patienten ein größeres Risiko, ein Empyem zu entwickeln, was wiederum die Mortalität verdoppelt. Zusätzlich zur Immunsuppression haben ältere Patienten interkurrente kardiorespiratorische Erkrankungen, die das Anästhesierisiko erhöhen und signifikant zur postoperativen Mortalität beitragen. Mehrere Veröffentlichungen dokumentierten, daß die Cholezystektomie ein risikoreiches Vorgehen bei leberzirrhotischen Patienten ist. Vor kurzem wurde die sonographisch gesteuerte, perkutane transhepatische Cholezystostomie erfolgreich und ohne Komplikationen bei sechs Patienten mit akuter steinfreier Cholezystitis durchgeführt. Hervorragende Resultate erbrachte eine kleine Untersuchungsreihe mit sechs Patienten in den Niederlanden. Bei vier Patienten war das Cholangiogramm unauffällig und Nachfolgeuntersuchungen nach 4–30 Monaten zeigten kein weiteres Auftreten einer Gallenblasenerkrankung. Die perkutane Cholezystostomie dürfte sich zum Eingriff der Wahl bei diesen kritisch erkrankten Patienten entwickeln. Eine relativ kleine perkutane Intervention kann bei all diesen Patientengruppen effektiv und sicher die akut entzündete Gallenblase drainieren und die Patienten über diese kritische Periode hinwegführen. Die Indikationen für die perkutane Drainage sind in Tabelle 7.1 aufgeführt.

Tabelle 7.1. Indikationen zur perkutanen Drainage der Gallenblase bei akuter Cholezystitis

Unbeherrschbare, akut obstruktive, steinhaltige, akute Cholezystitis bei älteren Risikopatienten
Empyem der Gallenblase
Akute, steinfreie Cholezystitis

Wenn zur Untersuchung des Lokalbefundes Laparoskopie verfügbar ist, wird diese am besten mit einer laparoskopischen Drainage der Gallenblase verbunden. Diese kann unter lokaler Infiltrationsanästhesie und, falls notwendig, mit Sedierung durchgeführt werden. Alternativ dazu kann die Behandlung (jedoch nach Meinung der Autoren weniger befriedigend) unter sonographischer Kontrolle auch von einem interventionell ausgebildeten Radiologen ausgeführt werden. Die Drainage verbleibt für mindestens sieben Tage. Eine spürbare Verbesserung des Zustandes des Patienten tritt bereits in den ersten 24 Stunden ein.

Komplikationen der perkutanen Drainage der Gallenblase

Mit der Erfahrung und der notwendigen Vorsicht ist die perkutane Drainage der Gallenblase sicher, gleichgültig ob sie radiologisch oder laparoskopisch kontrolliert durchgeführt wird. Die berichteten Komplikationen sind: Katheterdislokation, biliäre Leckage in die Bauchhöhle, Blutung, Verletzung der rechten Kolonflexur. Diese Komplikationen unterstreichen die Wichtigkeit des Cholezysto-Cholangiogramms 24 Stunden nach Einlegen des Gallenblasenkatheters.

Minicholezystostomie

Ein anderes chirurgisch-radiologisch kombiniertes Verfahren, die „Minicholezystostomie", wurde von Burhenne und Stoller 1985 durchgeführt. Gallenblase und Leberrand werden im Ultraschall aufgesucht und ihre Position auf der Haut markiert. Unter lokaler Anästhesie wird eine kleine, schräge Inzision annähernd 5 cm über dem Gallenblasenfundus gesetzt, in den eine Tabaksbeutelnaht gelegt wird. Ein 24 Fr-Foley-Katheter wird dann eingeführt und die Tabaksbeutelnaht dann zugezogen, um den Katheter zu fixieren. Die Autoren berichten über keinerlei Todesfälle oder bedeutsame Wundinfektionen bei 21 Patienten. Dieses minimalinvasive Vorgehen ist eine sichere und erfolgreiche Alternative zur perkutanen Drainage bei Hochrisikopatienten. Prospektive Untersuchungen, die radiologische und laparoskopische Katheterdrainage miteinander vergleichen, werden noch benötigt. Augenblicklich gibt es keine zuverlässige Information zur vergleichenden Effektivität und Sicherheit dieser drei Vorgehensweisen.

Technik der laparoskopischen Cholezystostomie

Anästhesie

Dieses Verfahren wird am besten in Allgemeinnarkose durchgeführt. Wenn der Allgemeinzustand des Patienten schlecht ist und schwere kardiorespiratorische Krankheiten vorliegen, wird stattdessen eine lokale Infiltrationsanästhesie mit 1% Lidocain und intravenöser Sedierung mit Midazolam vorgenommen. Steht ein Anästhesist zur Verfügung, ist die tiefe interkostale Nervenblockade (Th 10–12) das Mittel der Wahl. In jedem Fall ist ein Monitoring zur Überwachung des kardialen und respiratorischen Systems während der Operation, wie in Kapitel 4 ausgeführt wird, notwendig.

Pneumoperitoneum und Bestätigung der Diagnose

Pneumoperitoneum und Plazierung von Trokar und Trokarhülse subumbilikal

Das Pneumoperitoneum wird angelegt wie schon in Kapitel 3 beschrieben. Es wird jedoch weniger Gas benötigt. Wenn dieses Verfahren unter Lokalanästhesie und intravenöser Sedierung durchgeführt wird, erzeugt die Insufflation mit Stickoxiden weniger Beschwerden als CO_2. Bei Hochrisikopatienten sollte ein straffes Pneumoperitoneum vermieden werden und der intraabdominelle Druck weniger als 10 mmHg betragen. Der Haupttrokar wird in die Subumbilikalregion eingeführt.

Inspektion, Einbringen zusätzlicher Trokare und Bestätigung der Diagnose

Es wird entweder die 0°-Geradeausblick-Optik oder die 30°-Vorwärtsblickoptik entsprechend der individuellen Präferenz verwandt, die mit einer Xenonlichtquelle verbunden ist. Unter direkter Sicht wird ein 5 mm-Trokar in den rechten oberen Quadranten für die palpierende Untersuchung eingebracht. Mit diesem wird das Netz vom rechten oberen Quadranten abgeschoben. Bei ca. 15% der Patienten ist die rechte Kolonflexur zwischen Bauchwand und entzündeter Gallenblase interponiert. Dies erfordert sanftes Abschieben mit dem tastenden Instrument.

Die gespannte, akut entzündete Gallenblase wird oft von adhärentem Netz umgeben. Nicht selten sind grünlich-graue Flecken einer umschriebenen Gangrän sichtbar. Für die laparoskopische perkutane Cholezystostomie sind auch Patienten mit stark gespannter Gallenblase und bereits bestehendem Empyem bestens geeignet.

Indikation zur sofortigen Laparotomie

Alle Versuche einer perkutanen Cholezystostomie sollten beim Vorliegen folgender Bedingungen unterlassen werden:

1. Die Gallenblase kann wegen einer entzündlichen Phlegmone nicht dargestellt werden;
2. Lokalisierter pericholezystitischer Abszeß;
3. Freie Perforation mit lokalisierter oder generalisierter Peritonitis;
4. Ausgedehnte Gangrän der Gallenblase (Cholezystitis mit Empyem) – insbesondere beim älteren Diabetiker;
5. Karzinom der rechten Flexur, das die Gallenblase infiltriert und als akute Cholezystitis imponiert.

Entleerung des Gallenblaseninhaltes

Das meistverwendete Instrumentarium für diesen Zweck ist der Mayo-Oschner-Saug-Trokar, der in drei Größen verfügbar ist (Farbabb. 7.1). Die wichtigen Charakteristika dieses Trokars sind: eine integrierte Saugöffnung, ein kompletter Verschluß des Kanallumens durch Druck auf das Ventil, wenn der Trokar in gerader Richtung gehalten wird und eine Verschlußkappe zur Abdichtung der Hülse. Dies verhindert eine Kontamination während der Entleerung des Gallenblaseninhalts.

Dieser spezielle Trokar (s.u.) wird an eine kräftige Saugpumpe angeschlossen. Durch Palpation mit dem Finger unter optischer Kontrolle wird die richtige Stelle zum Einbringen des Trokars ausgewählt. Die richtige Lage des Zugangs ist über dem Fundus der prallgefüllten Gallenblase. Es wird eine kleine Stichinzision von Haut und subkutanem Gewebe vorgenommen.

Der Trokar wird in der Weise gehalten, daß die Hohlhand gegen den Stempel drückt und die Eindringrichtung des Trokars voll gesichert und fixiert wird. Unter visueller Kontrolle wird er durch die Bauchwand eingeführt. Die Spitze des Trokars wird auf den Fundus gerichtet, wobei anhaltender Druck ausgeübt wird, bis die Gallenblasenwand durchdrungen ist. Wichtig ist es, sich zu vergewissern, daß die Trokarhülse in der Gallenblase liegt, bevor der Trokar zurückgezogen und der Gallenblaseninhalt abgesaugt wird. Wenn die Gallenblasenwand entzündlich ödematös verändert und das Organ fixiert und gespannt ist, kann die Punktion durch den Trokar einfacher sein als im Falle einer nicht entzündlich veränderten Gallenblase.

Einlegen eines Drains

Es gibt zwei Techniken, die für das Einbringen eines Ballonkatheters in die entzündete Gallenblase gebräuchlich sind: entweder über die Hülse oder über einen Führungsdraht. Die Entscheidung, welche Technik verwendet wird, hängt von der Größe des Mayo-Oschner-Trokars ab, der für die Entleerung der Gallenblase ausgewählt wird.

Methode unter Verwendung der Trokarhülse

Der Durchmesser der Hülse, der für die Gallenblasenentleerung vorgesehen ist, muß ausreichend sein für den Ballonkatheter (Fr 8–10), der durch das Lumen der Hülse in die Gallenblase eingeführt werden soll. Am besten schraubt man die Schutzkappe ab, zieht den Trokar heraus und führt den Katheter in die Hülse ein. Nach der Entleerung der Gallenblase wird die Verschlußkappe von der Hülse abgeschraubt und der Trokar entfernt. Der Katheter wird über die Hülse in die Gallenblase eingeführt und der Ballon mit physiologischer Kochsalzlösung geblockt. Dies wird ebenso unter optischer Kontrolle durchgeführt. Gleichzeitig wird Zug auf den Katheter ausgeübt, um sicherzustellen, daß der Ballon den Einstich zum Gallenblasenfundus abdichtet. Abstriche des Gallenblaseninhalts werden entnommen und zur bakteriologischen Untersuchung eingesandt. Der Nachteil dieser Technik ist, daß die Hülse nicht über den Katheter gezogen werden kann. Sie wird an der Bauchdecke befestigt distal der Stelle, an der der Katheter fixiert wird. Verschiedene Typen hochwertiger Latex- oder Silikon-Ballonkatheter können verwendet werden. Wir bevorzugen den Pruitts-Katheter mit einem endständigen Lumen (Abb. 7.3). Diese sind auch mit einem zusätzlichen proximalen Durchlaß (für Ballonkatheter und Embolektomiekatheter) erhältlich. Wenn ein Foley-Katheter (Latex oder Silikon) verwandt wird (Fr 8–10), sollte die Spitze abgeschnitten werden, um eine terminale Öffnung zu schaffen, und somit die Drainage zu erleichtern.

Methode unter Verwendung eines Führungsdrahtes

Der Durchmesser des benötigten Mayo-Oschner-Trokars ist kleiner, da es lediglich notwendig ist, Platz für den Führungsdraht zu lassen. Wenn ein perkutanes oder biliäres oder Nephrostomieset nicht zur Verfügung steht, reicht ein weiter Ureter-

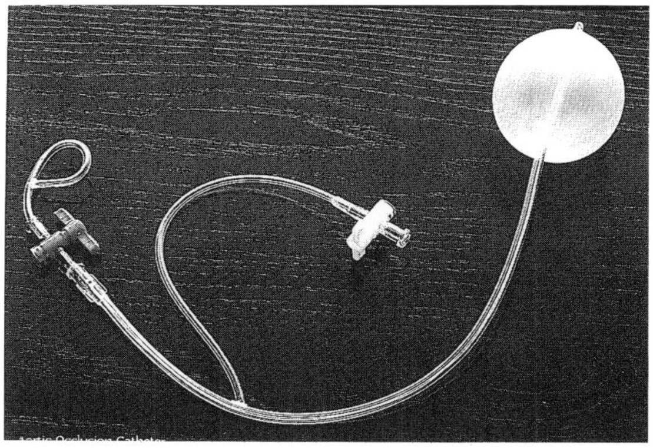

Abb. 7.3. Pruitts-Embolektomiekatheter für die laparoskopische Cholezystektomie. Die Öffnung am Ende ermöglicht es, den Katheter über einen Führungskatheter (z.B. Ureterenkatheter Fr 3) einzuführen. Alternativ dazu kann der Ballonkatheter über einen Mayo-Oschner-Trokar in das Gallenblasenlumen eingeführt werden. In diesem Fall beläßt man den Trokar am Katheter und fixiert ihn auf der Bauchdecke

katheter (Fr 6) für diesen Zweck. In diesem Fall wird das runde Ende des Foley-Katheters (Fr 8–10) abgeschnitten, um eine terminale Öffnung zu erhalten. Mit diesem System wird der versteifte Drain über die Hülse in die Gallenblase eingeführt und die Hülse dann herausgezogen. Der Ballonkatheter wird über den Führungsdrain in die Gallenblase geschoben. Nach Blokken des Ballons wird der Führungsdraht entfernt.

Verbindung und Fixierung

Der Zug in beschriebener Weise wird beibehalten, solange bis der Katheter richtig plaziert und der Ballon geblockt ist. Damit wird zweierlei bezweckt: erstens wird der operative Zugang zur Gallenblase abgedichtet und zweitens wird die Gallenblase gegen die Bauchwand gezogen. Dies erleichtert eine eventuelle nachfolgende Dilatation des Zugangs und perkutane Steinfragmentation und Extraktion. Der Katheter wird in der gewünschten Stellung im

Bereich der Bauchdecke mit einer Naht befestigt und dann mit einem geschlossenem Drainagesystems verbunden. Dieser Bereich wird dann mit einem Oklusivverband abgedeckt, um eine versehentliche Dislokation zu vermeiden. Wird nun die Technik mit verweilender Hülse verwendet, wird diese weiter unten an der Bauchdecke fixiert.

Ist die Gallenblasenwand brüchig und instrumentell leicht verletzbar, sollte zu diesem Zeitpunkt außer dem Entfernen von kleinen Steinchen während des Absaugvorganges keine mechanische Steinextraktion oder Lithotripsie durchgeführt werden. Spülen der Gallenblase ist unnötig und kann zu einer Verschleppung von kleinen Konkrementen in den ductus choledochus führen.

Cholezystcholangiogramm

Unserer Ansicht nach sollte man bei diesen Patienten 24 Stunden später eine Kontrastmitteluntersuchung durchführen. Dies bestätigt, daß der Katheter noch in situ liegt und bringt nützliche Informationen hinsichtlich der Pathologie der Gallenwege, des Ausmaßes des Steinbefundes und ob sich Steine im Gallengang befinden. Neben der wichtigen Befundkontrolle gewinnt man Hinweise für das erforderliche therapeutische Vorgehen, wenn sich der Patient vom akuten Ereignis erholt hat.

Nachfolgende Therapie

Sie ist abhängig vom Allgemeinbefinden des Patienten, seines kardiorespiratorischen Zustandes und den Ergebnissen der Kontrastmitteluntersuchung.

Bei Patienten mit akuter steinloser Cholezystitis ist keine weitere Therapie notwendig. Der Katheter wird nach 10–14 Tagen entfernt, oder länger belassen, wenn der Patient immunsupprimiert ist oder ein Diabetes mellitus besteht. Eine Studie aus den Niederlanden ergab ausgezeichnete Ergebnisse und Wiedererlangen einer normalen Gallenblasenfunktion.

Bei Steinerkrankung wird eine offene Standardcholezystektomie im Intervall geplant, sobald der Allgemeinzustand des Patienten es zuläßt. Es gibt keinerlei Veröffentlichungen über die laparoskopische Cholezystektomie unter diesen Umständen. Es ist jedoch zu erwarten, daß Adhäsionen zumindest bei einigen Patienten diese Möglichkeit ausschließen.

Besteht zusätzlich eine kardiorespiratorische Erkrankung, die eine Allgemeinnarkose ausschließt, sollte die perkutane Lithotripsie und die Extraktion der Gallensteine bevorzugt werden. Sie sollte frühestens nach zehn Tagen durchgeführt werden, wenn der Zugang aufgedehnt ist, um eine Amplatz-Hülse aufnehmen zu können. Die Lithotripsie wird am effektivsten als Ultraschallfragmentation durchgeführt. Die chemische Ablatio der Gallenblase durch Instillierung von sklerosierenden Chemikalien nach Cysticusokklusion (chemische Cholezystektomie) kann bei oben genannten Patienten erwogen werden, falls sich dieses Vorgehen in der klinischen Praxis bewähren sollte.

Bei Hochrisikopatienten mit Gallengangsteinen sollte eine ERCP und Sphinkterotomie durchgeführt werden. Wie nach extrakorporaler Stoßwellen-Lithotripsie (ESWL) und Methyltributhyläther (MTBE)-Behandlung sollen Patienten, bei denen Steinfreiheit erreicht wurde, eine Dauerprophylaxe mit oralen biliären Salzen erhalten, wobei eine Kombination des Cheno- und Ursodesoxycholsäurebehandlungsschemas angewandt wird. Die Effizienz einer Dauerprophylaxe bei den Patienten mit verbleibender Gallenblase muß jedoch erwiesen werden.

Kapitel 8

Indikation und Kontraindikation zur minimalinvasiven Chirurgie der Gallenblase

Für jedes chirurgische Vorgehen gilt der Grundsatz der geringstmöglichen Traumatisierung und Invasivität. Insoweit gibt es keine Diskussion bezüglich einer minimalinvasiven chirurgischen Vorgehensweise bei der Behandlung des Gallensteinleidens und der Cholezystitis, wenn annähernd gleiche klinische Resultate erreicht werden können. Die bis jetzt weltweit vorgenommenen minimalinvasiven chirurgischen Eingriffe im Bereich der Gallenblase machen es sehr wahrscheinlich, daß diese positiven Ergebnisse erzielt werden.

Minimalinvasiven Techniken ist eine Minimierung der Läsionen der Bauchdecken eigen, was sich bei Alterspatienten mit Atemfunktionsstörungen postoperativ besonders positiv auswirkt. Die Physiologie des intraperitonealen Raumes wird nicht wesentlich gestört, so daß die normale Darmperistaltik früher wiederkehrt. Nach den laparoskopischen Kontrolluntersuchungen von Semm an pelviskopischen Operationen zeigt sich, daß postoperative intraabdominelle Adhäsionen nach laparoskopischen Eingriffen kaum zu erwarten sind. Besonders ist das Fehlen von postoperativen Wundheilungsstörungen zu erwähnen, was bei adipösen Patienten von besonderer Bedeutung ist. Postoperative Schmerzen sind nach unseren Erfahrungen deutlich geringer, ebenso die Zeit der Arbeitsunfähigkeit.

An unserer Klinik wird bei einem Gallensteinleiden grundsätzlich mit wenigen Ausnahmen die Indikation zu einem minimalinvasiv-chirurgischen Vorgehen gestellt, es sei denn, eine Indikation zu einer konservativen Behandlung mit ESWL bzw. oraler Chemolitholyse liegt vor. Im Folgenden sind die Entscheidungskriterien abgehandelt.

Auswirkung sonographischer Befunde

Eine nichtfunktionsfähige Gallenblase ist nach übereinstimmender Meinung immer eine Indikation zur Ektomie. Die Kontraktionsfähigkeit kann unter sonographischer Kontrolle nach Reizmahlzeit bestimmt werden. Eine Wandverdickung läßt einen chronischen Entzündungsprozeß annehmen. Die Ektomie des chronisch-entzündlich veränderten Organs ist daher indiziert. Nach Heistermann et al. sowie Jakimowicz ergibt die sonographische Bestimmung der Gallengangsweite eine zuverlässige Aussage über das Vorliegen von Gallengangsteinen. Als Grenzwert gilt eine Gallengangsweite 6 mm, wobei hier mit 98 %iger Wahrscheinlichkeit kein pathologischer Befund im Bereich der Gallenwege vorliegt, das heißt weder Steine noch Papillenstenosierung. Die sonographische perkutane Bestimmung der Choledochusweite ist immer durchführbar. Neu in der Entwicklung sind intraabdominell laparoskopisch einsetzbare Ultraschallsonden (Aloka, Hellige).

Mit einem Linear- oder Curved-Schallkopf von 5–6 MHz lassen sich die parietalen Peritonealverhältnisse bezüglich Verwachsungen mit Netz oder Darmschlingen mittels Realtime-Technik gut beurteilen. Auf diese Weise kann sonographisch die Lage eines sicheren Zugangs für den Optiktrokar festgelegt werden.

Auswirkung von vorliegenden Röntgenbefunden

Das Kriterium der Choledochusweite gilt auch für das Cholangiogramm. Eine Choledochusweite größer als 6 mm ist als pathologischer Befund zu interpretieren, so daß eine intraoperative Cholangiographie indiziert ist. Der Nachweis von Aussparungen im Choledochus im Sinne von Konkrementen beeinflußt die Wahl des chirurgischen Vorgehens. Ein großes Einzelkonkrement in Choledochusmitte kann gelegentlich laparoskopisch entfernt werden, kleinere Konkremente unter Umständen durch das flexible Choledochoskop über den Cysticus. Ansonsten ist der Versuch mittels ERCP zu unternehmen. Die Laparotomie ist als Ultima Ratio anzusehen.

Adipositas

Bei Adipositas ist die minimalinvasive chirurgische Behandlung der Gallenblase von Vorteil, weil hierbei die nicht seltenen Wundkomplikationen vermieden werden können. Extremste Formen der Adipositas stellen jedoch eine Kontraindikation dar: Zum einen kann der Zugang zum intraabdominellen Raum unter Umständen unmöglich sein und zum zweiten kann durch die Schwere der Bauchdecken das Operationsgebiet verlegt werden. Zusätzlich wird durch die intraabdominelle Adipositas von ligamentum falciforme hepatis und omentum maius sowie minus der Zugang zum hepatoduodenalen Raum behindert.

Alter des Patienten

Hochbetagte Patienten profitieren von einem minimalinvasiven Vorgehen durch die Minimierung des Bauchdeckentraumas und damit besserer postoperativer Atemfähigkeit. Andererseits ist intraoperativ darauf zu achten, daß der intraabdominelle Druck nicht zu hoch ansteigt, da ansonsten Atelektasebildungen der Lunge vorprogrammiert sein können. Bei sehr jungen Patienten ist beim Vorliegen von Gallengangsteinen die Anwendung der ERCP mit Papillotomie nicht unbestritten. Manegold (Mannheim) vertritt jedoch wie wir die Ansicht, daß die ERCP auch in jungem Alter nicht automatisch eine Kontraindikation darstellt.

Indikationsstellung bei akuter Entzündung

Beim Vorliegen einer klinischen Symptomatik der akuten Cholezystitis muß unter dem Konzept eines minimalinvasiv-chirurgischen Vorgehens zuerst die akute Entzündung zum Abklingen gebracht werden (Abb. 8.1). Häufig liegt dem akuten Erkrankungsbild, wie sich intraoperativ zeigt, eine akute Stauung bei Cysticusverschluß zugrunde mit Wandödem und ohne wesentliche bakterielle Infektion. Es erscheint daher in den meisten Fällen gerechtfertigt, einen konservativen Behandlungsversuch unter antibiotischer Abschirmung und Gabe von Spasmolytika zu unternehmen, um die akute Entzündung zu beherrschen. Gelingt dies nicht und nimmt der abdomi-

Tabelle 8.1. Indikation bei akuter Entzündung

A. Cholezystolithiasis ohne Choledocholithiasis		B. Cholezystolithiasis mit Choledocholithiasis
a) mäßig akut	b) hochakut	a) mit Cholestase: ERCP und Antibiose
		b) ohne Cholestase: primär wie Tabelle 8.1 A
Antibiose	Antibiose	dann sekundär wie Tabelle 8.2 B.b
Spasmolyse	Cholezystostomie	c) mit Pankreatitis s. Tabelle 8.1 C
dann sekundär Vorgehen wie bei einer chronischen Entzündung		d) hochakute Cholezystitis zusätzlich Cholezystostomie

C. Cholezystolithiasis mit oder ohne Choledocholithiasis mit Pankreatitis

mäßig akute Pankreatitis ohne Cholestase	hochakute Pankreatitis mit/ohne Cholestase
konservativ mit Antibiose, eventuell ERCP und Cholezystostomie bei hochakuter Cholezystitis	a) minimalinvasives Procedere = Antibiose, ERCP und Hämofiltration eventuell Cholezystostomie
	b) ERCP und Laparotomie

nelle Lokalbefund zu, so muß das Gallenblasenlumen durch eine Cholezystostomie, wie in Kapitel 7 beschrieben, entlastet werden. Beim Vorliegen einer gleichzeitig bestehenden akuten Pankreatitis hängt die Entscheidung des weiteren Vorgehens von dem Grad dieser Entzündung ab.

Im Falle einer blanden Begleitpankreatitis ist vorerst eine konservative Behandlung des Entzündungsgeschehens indiziert (Nahrungskarenz, parenterale Ernährung, Antibiose, Spasmolytika, eventuell Trasylol 1 Mio E). Gelingt es, die Pankreatitis und die akute Cholezystitis zum Abklingen zu bringen, wird sekundär eine laparoskopische Cholezystektomie einschließlich einer intraoperativen Cholangiographie vorgenommen. Handelt es sich um eine schwere Pankreatitis, ist nach dem jetzigen Stand der Entwicklung der minimalinvasiven Chirurgie eine ERCP und eventuell offene Vorgehensweise indiziert. In Zukunft ist jedoch auch hier eine konservative Behandlung der Pankreatitis (s. o.) mit ERCP und Hämofiltration und anschließend minimalinvasiv-chirurgisches Vorgehen zu diskutieren, wenn die klinischen Erfahrungen mit der Hämofiltration positiv ausfallen sollten.

Chronische Entzündungsprozesse

Die chronisch wandverdickte Gallenblase ist laparoskopisch ohne Schwierigkeiten entfernbar. Auch Adhäsionen und pericholezystitische Verwachsungen stellen bei entsprechender Erfahrung primär keine Kontraindikation für ein laparoskopisches Vorgehen dar. Andererseits kann durch Verschwielungen im Bereich von Infundibulum, ductus cysticus und ductus choledochus die Anatomie sehr schwierig zu beurteilen sein. Eine intraoperativ durchgeführte Cholangiographie kann wohl die anatomische Zuordnung erleichtern. Das Absetzen des oft verkürzten und herangeschwielten Cysticus bereitet jedoch hier trotz eindeutiger anatomischer Orientierung erhebliche Schwierigkeiten. Auch ist in dem entzündlich verschwielten Gewebe die Übersicht über die Gefäßaufteilung

Tabelle 8.2. Indikation bei chronischer Entzündung

A. Choledochussteine	B. mit Choledochussteinen
a) laparoskopische Cholezystektomie	a) ohne Cholestase entweder erst ERCP und dann laparoskopische Cholezystektomie oder umgekehrt (vgl. Kap. 5)
oder	b) mit Cholestase primär ERCP dann sekundär laparoskopische Cholezystektomie
b) Laparotomie bei schwerster Verschwielung	c) bei erfolgloser ERCP Laparotomie

C. Bei gleichzeitig bestehender Pankreatitis in Abhängigkeit vom Entzündungsstadium: Vorgehensweise wie in Tabelle 8.1 C beschrieben nicht ohne weiteres zu gewinnen. Aus diesem Grund stellt die Gallenblase mit schwerster entzündlicher Verschwielung unter Beteiligung von Cysticus und Choledochus keine Indikation zu einem minimalinvasiv-chirurgischem Vorgehen dar.

Einfluß großer Steinmassen

Das Fassen einer prall mit Steinmassen gefüllten Gallenblase ist unter Umständen schwierig. Auch ist das Extrahieren der Gallenblase aus den Bauchdecken in diesen Fällen erschwert. Aus diesem Grund ist die Indikation zur Cholezystostomie mit Steinfragmentation und -extraktion vor der laparoskopischen Ektomie der Gallenblase indiziert. Der operative Eingriff wird durch diese Maßnahme allerdings deutlich verlängert.

Kontraindikation zu minimalinvasiv-chirurgischem Vorgehen

Absolute Kontraindikationen

Es gilt, zwei Aspekte der absoluten Kontraindikation zu berücksichtigen: zum einen die apparative und personelle Situation und zum anderen medizinische Gesichtspunkte. Bei fehlender Ausbildung von Operateur und/oder Assistenzpersonal darf die minimalinvasive Verfahrensweise nicht durchgeführt werden. Ebenso ist eine mangelhafte apparative oder instrumentelle Ausstattung der chirurgischen Abteilung als Kontraindikation für diese chirurgische Methode anzusehen. Eine minimalinvasive chirurgische Operation kann nur vorgenommen werden, wenn gleichzeitig Laparotomiebereitschaft besteht, um eventuelle Komplikationen sofort zu beheben. Auf medizinischem Sektor stellen die hämorrhagische Diathese oder die Narkoseunfähigkeit eine absolute Kontraindikation dar.

Relative Kontraindikationen

Im folgenden sind eine Reihe medizinischer Gesichtspunkte dargestellt, die in gewissem Umfang eine Kontraindikation für laparoskopisch-chirurgische Vorgehensweisen darstellen.

1. Erhebliche Einschränkung der Lungenfunktion beim Alterspatienten mit vorbestehenden Atelektasen sowie großen Zwerchfellhernien sind von vitaler Bedeutung. Bei Narkoseunfähigkeit kann unter Umständen doch mittels Lokalanästhesie, Interkostalblockade Th 9–12 und leichter Sedierung z.B. eine Cholezystostomie mit Entlastung der Gallenblase möglich sein.
2. Hochakut entzündete Gallenblasen mit Abszedierung oder Perforation stellen theoretisch eine optimale Indikation für ein laparoskopisch-chirurgisches Vorgehen dar, da die Möglichkeit besteht, das entzündete Organ über einen Extraktor ohne Kontakt mit den Bauchdecken aus dem Abdomen zu entfernen. In der Praxis erweist sich dies als schwierig: Es besteht die Gefahr der Verschleppung von Keimen, und die erhebliche Blutungsneigung eines hochakut entzündeten Organs behindert die Sicht beim endoskopischen Operieren erheblich.
3. Das Vorhandensein von Choledochuskonkrementen ist nicht automatisch eine Kontraindikation. Die Behandlung der Choledochuskonkremente mittels ERCP und Papillotomie sollte in das Gesamtkonzept einer minimalinvasiven chirurgischen Behandlung eingeschlossen werden, wobei der Eingriff entweder vor oder nach der laparoskopischen Cholezystektomie vorgenommen werden kann (vgl. Kap. 5 und 6).

4. Eine vorbestehende schwere Leberzirrhose mit portaler Hypertension ist wegen der erheblichen Blutungsneigung bei einer laparoskopischen Vorgehensweise problematisch. Nur bei sehr guter operativer laparoskopischer Erfahrung und sorgfältigster Präparation in der richtigen Schicht kann dies versucht werden. Im Zweifelsfall ist es zweckmäßig, die Gallenblasenwand im Bereich des Leberbettes stehen zu lassen, wobei zuvor Gallensekret und Steine entfernt werden müssen. Man darf nicht zögern, rechtzeitig zum offenen Vorgehen umzuschwenken.
5. Intraabdominelle Verwachsungen: Stellt sich bei der Laparoskopie heraus, daß erhebliche intraabdominelle Verwachsungen z.B. nach vorangegangenen Operationen bestehen, ist die Adhäsiolyse im allgemeinen vor der laparoskopischen Cholezystektomie durchzuführen. Im Falle einer sehr ausgedehnten laparoskopischen Adhäsiolyse sollte die Behandlung des Gallensteinleidens in einer zweiten Sitzung vorgesehen werden.
6. Aufklärung: Jegliches minimalinvasiv-chirurgische Vorgehen unterliegt im Hinblick auf die Patientenaufklärung den gleichen Rechtsgrundsätzen wie die offen-chirurgischen Vorgehensweisen. Wir bevorzugen die Anwendung der üblicherweise verwendeten Aufklärungsbögen für den Bereich Laparoskopie und Gallenblasenoperationen. Beide Aufklärungsbögen werden vom Patienten unterschrieben. Wir geben zusätzliche Auskunft auf spezielle Fragen zum laparoskopischen Vorgehen. Die Aufklärung kann wesentlich durch das Abspielen eines Videobandes über die laparoskopische Cholezystektomie veranschaulicht werden. Ohne eine gültige Operationseinwilligung, die eine Laparotomie mit einschließt, ist eine minimalinvasive Behandlung kontraindiziert.

Literatur

Gebhardt, C., D. Kraus, H. Bödeker, G. Hergdt: Nekrotisierende Pankreatitis. Klinikarzt 11 (1990), 19

Heistermann, P., B. Stratmann, H.-W. Krawazak, R. Beßelmann: Frühfunktionelle Sonographie des Ductus Hepatocholedochus beim Gesunden und Gallensteinträger. Symposium Chirurgische Sonographie Hannover 1990

Jakimowicz, J.-J.: Technik und Stand der intraoperativen Gallenwegssonographie.

Klose, G. F.: Technik der Laparoskopischen Cholecystektomie. Vortrag Symposion Minimalinvasive Chirurgie Rotenburg 14.2.–15.2.91

Manegold, B. C.: Indikation und Technik der ERCP. Vortrag 4. Chirurgentag Essen 26. – 27.10.1990

Semm, K.: Statistischer Überblick über die Bauchspiegelung in der Frauenheilkunde bis 1977 in der BRD. Geburtshilfe u. Frauenheilkunde 39 (1979), 537–544

Semm, K., F. W. Dittmer, L. Mettler: Das voroperierte Abdomen. Möglichkeiten und Grenzen der Pelviskopie (Kasuistik von 1970–1975). Arch. Gynäk. 224 (1977), 276–280

Stein, B., E. Pfenninger, A. Grünert: Einfluß der isovolämischen Haemofiltration auf extravaskuläres Lungenwasser, pulmonale Zirkulation und Lungenmechanik im experimentellen Endotoxinschock. Abstract, Zentraleuropäischer Anästhesistenkongreß Innsbruck 1989

Zirngibl, H.: Die Bedeutung der Plasmaseparation in der Behandlung der vasoaktiv-toxischen Phase der akuten tierexperimentellen Pankreatitis – eine tierexperimentelle Studie. Habilitationsschrift Erlangen 1988

Kapitel 9

Spezielle anästhesiologische Aspekte der minimalinvasiven Chirurgie

Zwar ist die Laparoskopie in Gynäkologie und Chirurgie ein lange eingeführtes und häufig geübtes Verfahren, doch erfordert die Einführung neuer endoskopischer Operationsverfahren vom Anästhesisten immer wieder ein Umdenken. Verschiedene Anästhesieverfahren sind für endoskopische Operationen denkbar und werden auch praktiziert.

Am häufigsten kommt die Intubationsnarkose mit kontrollierter Beatmung und Relaxation zur Anwendung, kann doch nur dieses Verfahren eine Hypoventilation und damit die Gefahr einer Hypoxie und Hyperkapnie sicher beherrschen. Eine Intubationsnarkose in Spontanatmung [4] ist wegen der Gefahr der Hypoventilation mit nachfolgender Hyperkapnie ebenso problematisch, wie eine Maskennarkose in Spontanatmung, wobei letzteres Verfahren zusätzlich die Gefahr einer Aspiration regurgitierten Mageninhaltes birgt. Eine Laparoskopie in Lokalanästhesie, wie sie in der Gynäkologie durchaus angewendet wird [10], scheidet bei endoskopischen Operationsverfahren ebenso aus, wie ein Vorgehen in Spinalanästhesie [2] oder Periduralanästhesie [9].

Die Laparoskopie ist zwar mit einem niedrigen, aber doch ernst zu nehmenden Risiko verknüpft [1]. In der Literatur wird die Letalität mit 0,02–0,09 Promille angegeben [8, 7, 11]. Für den Anästhesisten sind daher spezielle Kenntnisse über pathophysiologische Veränderungen im Zusammenhang mit dem bei Laparoskopien immer notwendigen Pneumoperitoneum unabdingbar.

Das Pneumoperitoneum, in der Regel mit CO_2, seltener mit N_2O angelegt, bewirkt eine intraabdominelle Erhöhung des Druckes und damit auch eine Veränderung der Druckverhältnisse im Thoraxraum. Die Atemmittellage des Zwerchfells verlagert sich nach kranial, was eine Abnahme der funktionellen Residualkapazität zur Folge hat [3]. Verstärkt wird dieser Effekt durch die oft vom Operateur geforderte extreme Kopftieflage.

Die Compliance der Lunge (die Lungendehnbarkeit) sinkt, was eine Zunahme der Atemarbeit bedeutet. Beim künstlich beatmeten Patienten macht die erniedrigte Compliance eine Erhöhung des inspiratorischen Beatmungsdruckes nötig.

Patienten, die bereits präoperativ eine eingeschränkte Lungenfunktion haben, sind insbesondere postoperativ gefährdet. Es gilt, durch eine subtile präoperative Lungenfunktionsdiagnostik alle Patienten mit einer pathologischen Lungenmechanik zu erkennen, die optimale Therapie einzuleiten, um postoperativ ernste Komplikationen zu vermeiden.

Das Herz-Zeit-Volumen wird durch die Erhöhung des intraabdominellen Druckes und damit auch des intrathorakalen Drukkes in weiten Druckbereichen nur unwesentlich beeinflußt. Der zentralvenöse Druck steigt mit der Erhöhung des intrathorakalen Druckes zunächst überproportional an, um sich bei höheren Drucken dem Wert des intrathorakalen Druckes anzugleichen [3].

Wegen dieser angesprochenen physiologischen Veränderungen durch das Pneumoperitoneum führen wir endoskopische Operationen ausnahmslos in Intubationsnarkose mit kontrollierter Beatmung durch.

Die Voruntersuchung des Patienten umfaßt routinemäßig das EKG, die Röntgenaufnahme des Thorax, und die schon erwähnte Lungenfunktionsprüfung. Laborchemisch bestimmen wir den Hämoglobingehalt, den Hämatokrit, den Eiweißgehalt im Plasma, die Elektrolyte Natrium, Kalium, Calcium und Chlorid, Leber- und Nierenwerte, den Blutzuckerspiegel und die Gerinnung. Immer gehört die Bestimmung der Blutgruppe mit zur Op-Vorbereitung.

Das in Kapitel 4 ausgeführte anäthesiologische Vorgehen haben wir in unserem Haus folgendermaßen modifiziert:

Die Prämedikation des Patienten erfolgt in aller Regel oral mit einem Benzodiazepin (Midazolam) in einer Dosierung von 0,1 mg/kg KG zwei bis drei Stunden vor Op-Beginn, seltener intramuskuskulär mit einer Kombination aus Vagolytikum (Atropin 0,1 mg/10 kg KG), Antihistaminikum (Atosil 1 mg/ kg KG) und einem Opiat (Dolantin 1mg/kg KG) 30 Minuten vor Op-Beginn.

Wegen der beim Anlegen des Pneumoperitoneums und auch während der endoskopischen Operationen immer wieder auftretenden Bradykardien erhalten oral prämedizierte Patienten unmittelbar vor Beginn der Narkose als Vagolytikum Atropin in einer Dosierung von 0,5–1 mg.

Die Einleitung der Narkose geschieht mit Thiopental (3–5 mg/kg KG), Relaxation zur Intubation mit Suxamethonium (1–2 mg/kg KG) und Fortführen der Anästhesie mit einem volatilen Anästhetikum, meist Isofloran. Wegen der nicht auszuschließenden Gefahr einer CO_2-Gasembolie verzichten wir auf die Anwendung von Lachgas und beatmen mit einem O_2-Luftgemisch (FiO_2 0,3–0,4). Der Gefahr der Ausbildung basaler pulmonaler Atelektasen durch den erhöhten intraabdominellen Druck begegnen wir durch eine Beatmung mit positiv endexspiratorischem Druck (4–8 mmHg). Die maschinellen Beatmungsparameter werden so gewählt, daß sich endexspiratorisch der CO_2-Partialdruck auf 30–35 mmHg einpendelt. Damit wird die Ausbildung einer Hyperkapnie durch peritoneal resorbiertes CO_2 sicher ausgeschlossen. Eine ausreichende Relaxation erzielen wir mit Atracurium (0,5 mg/kg KG), repetitive Dosen sind selten vonnöten. Insbesondere bei der Punktion des Abdomens mit der Veressnadel und dem Anlegen des Pneumoperitoneums ist für den Operateur eine gute Relaxation wichtig, um die Druckverhältnisse im Abdomen sicher beurteilen zu können. Die Anästhesie komplettieren wir mit Alfentanil 1–2 mg je nach Dauer der Operation.

Die Magensonde, von allen Patienten als Belastung empfunden, hat sich bei immer kürzer werdenden Operationszeiten und auch postoperativ meist kürzerer Nahrungskarenz fast als überflüssig erwiesen. Wir sind deshalb dazu übergegangen, bei unkritischen Patienten (nüchtern, kein Völlegefühl, kein Ileus, Narkoseeinleitung regelrecht) primär auf das Legen einer Magensonde zu verzichten. Wir holen dies intraoperativ nach, sollte sich dafür eine Indikation ergeben (überblähter Magen, Übergang zur Laparotomie).

Auch einen Blasenverweilkatheter halten wir in der Regel nicht für nötig.

Das intraoperative Monitoring umfaßt routinemäßig das EKG, den nicht invasiv gemessenen Blutdruck, die Sauerstoffsättigung, den endexspiratorischen CO_2-Partialdruck und die Messung der volatilen Gase in der Ein- und Ausatemluft. Um überhöhte intraabdominelle Drucke sicher und rechtzeitig erkennen zu können, werden Atemwegsdrucke streng überwacht und obere Alarmgrenzen knapp über dem Spitzenbeatmungdruck festgelegt.

Unter diesem Narkoseregime ist zur Ausleitung der Anästhesie eine Antagonisierung der neuromuskulären Blokade selten erforderlich. Postoperativ verbringt der Patient einige Stunden im Aufwachraum, wobei kontinuierlich SaO_2, nicht invasiver Blutdruck und EKG überwacht werden. Zur Analgesie verabreichen wir Tramadol (50–100 mg) und Metamizol (1 g) als Zusatz zur Dauertropfinfusion. Selten sehen wir die bei endoskopischen Laparoskopien so die häufig beschriebenen Nebenwirkungen, postoperative Übelkeit und Erbrechen.

Literatur

Cooper, G. M., A. M. Soogins, I. D. Ward, D. Murphy: Laparoscopy – a stressfull procedure. Anaesthesia 37 (1982), 266

Endler, G. C., D. M. Magyar, M. F. Hayes, K. S. Moghissi: Use of spinal anaethesia in laparoscopy for in vitro fertilisation. Fertil Steril 43 (1985), 809

Kelman, G. R., H. G. Wapp, I. Smith, R. J. Benzie, N. L. M. Gordon: Cardiac output and arterial blood-gas tension during laparoscopy. Br J Anaesth 44 (1972), 1155

Kenefick, J. P., A. Leader, J. R. Maltby, P. J. Taylor: Laparoscopy: Blood-gas values and mirror sequelae associated with three techniques based on isofluorane. Br J Anaesth 59 (1987), 189

Lewis, D. J., W. Ryder, N. Burn, J. T. Wheldon, D. Tacchi: Laparoscopy – an investigation during spontaneous ventilation with halothan. Br J Anaesth 44 (1972), 685

Palazzo, M. G. A., L. Strunin: Anaestesia and emesis 1: etiology. Can Anaesth Soc J 31 (1984), 178

Peterson, H. P., F. DeStefano, J. R. Greenspan, H. W. Ory: Mortality risk associated with tubal sterilization in United States hospitals. Am J Obstet Gynecol 143 (1982), 125

Riedel, H. H., E. Lehman-Willenbrock, H. Mecke, K. Semm: Die Häufigkeitsverteilung verschiedener pelviskopischer (laparoskopischer) Operationsverfahren und deren Komplikationsraten. Eine Statistik der Bundesrepublik Deutschland der Jahre 1983 bis einschließlich 1985. Geburtshilfe Frauenheilkd. 48 (1988), 791

Soni, V., R. Burney: Anesthetic techniques for laparoscopic tubal ligation. Anesthesiology 55 (1981), [A145

Spielman, F. J., J. F. Hulka, G. W. Ostheimer, A. Mueller: Pharmacokinetics and pharmacodynamics of local analgesia for laparoscopic tubal ligations. Am J Obstet Gynecol 146 (1983), 821

Wurst, H., U. Finsterer: Pathologische und klinische Aspekte der Laparoskopie. Anästhesiologie und Intensivmedizin 31 (1990), 187

Literatur

Nachschlagewerke

Beck K. *Color Atlas of Laparoscopy*, W. B. Saunders: Philadelphia 1984. The best and most comprehensive atlas of laparoscopy available.

Berci G., Cuschieri A. (eds) *Practical Laparoscopy.* Baillière Tindall: London 1986. Intended as an introductory practical manual for laparoscopy in general surgery and gastroenterology.

Semm K. *Operative Manual for Endoscopic Abdominal Surgery*, this manual is indispensable for surgeons intent on starting a programme of abdominal laparoscopic surgery.

Tierversuche

Getty R. *The Anatomy of Domestic Animals.* W.B. Saunders: Philadelphia 1975; vol. 2.

Mount L.E., Ingram D.L. *The Pig as a Laboratory Animal.* Academic Press: London 1971.

Laparoskopische Chirurgie und Instrumentarium

Buess G. Endoskopische Mikrochirurgie — minimally invasive surgery. *Endoskopie Heute* 1988; **1:**39–43.

Buess G., Unz F., Pichlmaier H. *Endoskopische Techniken.* Deutscher Ärzte: Köln.

Feste J.R. Laser laparoscopy. *J Rep Med* 1985; **30:**413–417.

Fleming J.S. Laparoscopically directed appendicectomy. *Aust NZ J Obstet Gynaecol* 1985; **25:**238–239.

Götz F. Die endoskopische Appendektomie nach Semm bei der akuten und chronischen Appendizitis. *Endoskopie Heute* 1988; **2:**5–7.

Götz F., Pier A., Bacher C. Modified laparoscopic appendectomy in surgery. *Surg Endos* 1990; **4:**6–9.

Gomel V. Operative laparoscopy: time for acceptance *Fertil Steril* 1989; **52:**1–11.

Hajiro K., Matsui H., Tsujimura. Endoscopic hemostasis with hemoclips, local injection and other new techniques. *Endoscopy* 1986 (suppl.) 62–67.

Leahy P.F. Technique of laparoscopic appendicectomy. *Br J Surg* 1989; **76:**616.

Popp L.W. Endoscopic patch repair of inguinal hernia in a female patient. *Surg Endos* 1990; **4:**10–12.

Röder H. *Die Technik der Mandelgesundungsbestrebungen.* Aertzl Rundschau: München 1918; **57:**169–171. (A description of the loop for tonsillectomy in children.)

Semm K. Endocoagulation: a new field of endoscopic surgery. *J Reprod Med* 1976; **16:**195–180.

Semm K. Tissue-puncher and loop-ligation. New aids for surgical-therapeutic pelviscopy (laparoscopy) = endoscopic intraabdominal surgery. *Endoscopy* 1978; **10:**119–124.

Semm K. Endoscopic appendicectomy. *Endoscopy* 1983; **15:**59–64.

Semm K., Mettler L. Technical progress in pelvic surgery via operative laparoscopy. *Am J Obstet Gynecol* 1980; **138:**121–127.

Perkutane und laparoskopische Cholezystostomie

Berci G., Morgenstern L., Shore J.M. *et al.* A direct approach to the differential diagnosis of jaundice. *Am J Surg* 1973; **126:**372–374

Buess G., Mentges B., Melzer A., Gutt C., Schafer D., Nikisch N. Laparoscopic microsurgical cholecystostomy in gallstone disease. *Surg Endos* 1990; **4:**55 (Abstr).

Burhenne H.J., Stoller J.L., Minicholecystostomy and radiologic stone extraction in high risk cholelithiasis patients. *Am J Surg* 1985; **149:**632–635.

Cope C. Percutaneous subhepatic cholecystostomy with removable anchor. *Am J R* 1988; **151:**1129–1132.

Cuschieri A. Value of laparoscopy in general surgery and gastroenterology. *J Hosp Med* 1980; **24:**252–257.

Eggermont A.M., Lameris J.S., Jeekel J. Ultrasound-guided percutaneous transhepatic cholecystostomy for acute acalculous cholecystitis. *Arch Surg* 1985; **120:**1354–1357.

El Ghany A.B.Abd., Holley M.P., Cuschieri A. Percutaneous clearance of the gallbladder through an access cholecystectomy: a laparoscopic guided technique. *Surg Endos* 1989; **3:**126–130.

Gacetta D.J., Cohen M.J., Crummy A.B., Joseph D.V., Kuglitsch M., Mack E. Ultrasonic lithotripsy of gallstones after cholecystostomy. *Am J R* 1984; **143:**1088–1089.

Gibney R.G., Fache J.S., Becker C.D. *et al.* Combined surgical and radiologic intervention for complicated cholelithiasis in high risk patients. *Radiology* 1987; **165:**715–719.

Inui K., Nakazawa S., Kimoto E., Naito Y., Yamao K. Nonsurgical treatment of cholelithiasis with percutaneous transhepatic cholecystoscopy. *Am J Gastroenterol* 1988; **83:**1124–1127.

Irving A.D., Cuschieri A., Laparoscopy in the jaundiced patient. A review of 53 patients. *Br J Surg* 1978; **65:**678–680.

Kellet M.J., Wickham J.E.A., Russell R.C.G. Percutaneous cholecystolithotomy. *Br Med J* 1988; **296:**453–455.

Kerlan R.K., LaBerge L.M., Ring E.J. Percutaneous cholecystolithotomy: preliminary experience. *Radiology* 1985; **157:**653–656.

Laffey K.J., Martin E.C. Percutaneous removal of large gallstones. *Gastrointest Radiol* 1986; **11:**165–168.

Lee P.H., Hopkins T.B., Howard P.J. Percutaneous cholecystolithotomy. *Urology* 1989; **18:**37–39.

Lindemann S.R., Tung G., Silverman S.G., Mueller P.R. Percutaneous cholecystostomy. A review. *Semin Intervent Radiol* 1988; **5:**179–185.

Lohela P., Soiva M., Suo I., Taavitsainen M., Holopainen O. Ultrasonic guidance for percutaneous puncture and drainage in acute cholecsystis. *Acta Radio (Diagn)* 1986; **27:**543–546.

Pearse D.M., Hawkins I.F., Shaver R., Vogel S. Percutaneous cholecystostomie in acute cholecystitis and common duct obstruction. *Radiology* 1984; **152:**365–367.

Shaver R.W., Hawkins I.F., Soong J. Percutaneous cholecystostomy. *Am J R* 1982; **138:**1133–1136.

van Sonnenberg E., Wittich G.R., Casola G. *et al.* Diagnostic and therapeutic percutaneous gallbladder procedures. *Radiology* 1986; **i160:**23–26.

Vogelzang R.L., Nemcek A.A. Percutaneous cholecystostomy: diagnostic and therapeutic efficacy. *Radiology* 1988; **168:**29–34.

Wannagat L. Laparoskopische Cholangiographie. *Radiology* 1973; **13:**26–34.

Warren L.P., Kadir S., Dunnick N.R. Percutaneous cholecystostomy: anatomic considerations. *Radiology* 1988; **168:**615–616.

Chemische Cholezystektomie

Becker C.D., Jameson M., Fache J.S., Burhenne H.J. Catheter for endoluminal bipolar electrocoagulation. *Radiology* 1989; **170:**561–562.

Becker C.D., Quenville N.F., Burhenne H.J. Long-term occlusion of the porcine cystic duct by means of endoluminal radio-frequency electrocoagulation. *Radiology* 1988; **167:**53–68.

Becker C.D., Quenville N.F., Burhenne H.J. Gallbladder ablation through radiologic intervention: an experimental alternative to cholecystectomy. *Radiology* 1989; **171:**235–240.

Cuschieri A., El Ghany A.B.Abd., Holley M.P. Successful chemical cholecystectomy: a laparoscopic guided technique. *Gut* 1989; **30:**1786–1794.

Getrajdman G.I., O'Toole K., Laffey K.J., Martin E.C. Cystic duct occlusion and transcatheter sclerosis of the gallbladder in the rabbit. *Invest Radiol* 1986; **21:**400–403.

Getrajdman G.I., O'Toole K., Logerfo P., Laffey K.J., Martin E.C. Transcatheter sclerosis of the gallbladder in rabbits. A preliminary study. *Invest Radiol* 1985; **20:**393–398.

Remley K.B., Cubberley D.A., Wanatabe A.S., Nelson J.A., Colby T.V. Systemic absorption of gallbladder sclerosing agents in the rabbit. A preliminary study. *Invest Radiol* 1986; **21:**396–399.

Salomonowitz E., Frick M.P., Simmons R.L., O'Leary J.F., Lund G., Cragg A.H., Amplatz K. Obliteration of the gallbladder without formal cholecystectomy. A feasibility study. *Arch Surg* 1984; **119:**725–729.

Laparoskopische Cholezystektomie

Cuschieri A. The laparoscopic revolution. *J Roy Coll Surg Educ* 1990; **34:**295.

Cuschieri A., Berci G., McSherry C., Editiorial opinion: laparoscopic cholecystectomy. *Am J Surg* 1990; **159:**273.

Dubois F., Berthelot G., Levard H. Cholecystectomie par coelioscopie. *La Presse Mediale* 1989; **18:**980–982.

Dubois F., *et al.* Coelioscopic cholecystectomy *Ann Surg* 1990; **211:**60–62.

Perrisat J., Collet D., Belliard R. Gallstones: laparoscopic treatment – cholecystectomy, cholecystostomy, and lithotripsy. Our own experience. *Surg Endos* 1990; **4:**1–5.

Reddick E.J., Olsen D.O., Daniell J.F. *et al.* Laparoscopic laser cholecystectomy. *Laser Med Surg News Adv* 1989; **7:**38–40.

Reddick E.J., Olsen D.O. Laparoscopic laser cholecystectomy. A comparison with mini-lap cholecystectomy. *Surg Endos* 1989; **3:**131–133.

Dokumentation über laparoskopische Chirurgie

Berci G., Paz-Partlow M. Electronic imaging in endoscopy. *Surg Endos* 1988; **2:**227–233.

Boyle W.S., Smith G.E. Charged couple semiconductor devices. *Bell Syst Tech J* 1970; **49:**285–290.

Paz-Partlow M. Documentation for laparoscopy. In Berci G., Cuschieri A. (eds) *Practical Laparoscopy* Baillière Tindall: London 1986, pp 19 –32.

Operative Cholangiographie

Berci G., Hamlin J.A. *Operative Biliary Radiology.* Williams and Wilkins: Baltimore 1981.

Stichwortregister

Bemerkung: Seitenzahlen in **halbfett** beziehen sich auf den Farbteil